Un robot contre Alzheimer

La santé dans la collection **interventions**

Les furtifs
Soigner. Manifeste pour une reconquête de l'hôpital public et du soin
ISBN 978-2-37662-026-6 – juin 2021

Daniel Oppenheim
Le désir de détruire. Comprendre la destructivité pour résister à la violence terroriste
ISBN 978-2-37662-022-8 – mars 2021

Patrick Radden Keefe
Addiction sur ordonnance. La crise des antidouleurs
Traduit de l'anglais par Claire Richard
ISBN 978-2-915825-90-9 – janvier 2019

Catalogue complet : https://cfeditions.com

ISBN 978-2-37662-033-4
Collection **interventions** – ISSN 2677-9501
C&F éditions, novembre 2021
35 C rue des Rosiers – 14000 Caen.

Cécile Dolbeau-Bandin

Un robot contre Alzheimer

Approche sociologique de l'usage du robot PARO dans un service de gériatrie

interventions
C&F éditions
Novembre 2021

Note de l'éditeur

L'autrice de cet ouvrage n'a aucun lien ni n'a reçu d'argent de l'entreprise française qui diffuse PARO.
Depuis le printemps 2021, PARO est un dispositif médical de classe I. Ce dispositif est destiné à l'amélioration de certains états de santé (anxiété, dépression, sentiment de solitude, troubles de l'humeur et/ou de la motivation et des symptômes : déambulation, agressivité et autres conséquences de certains troubles cognitifs ou de santé mentale, comme la maladie d'Alzheimer ou troubles apparentés) à travers une interaction avec les utilisateurs.

Table des matières

Préface

Par Serge Tisseron

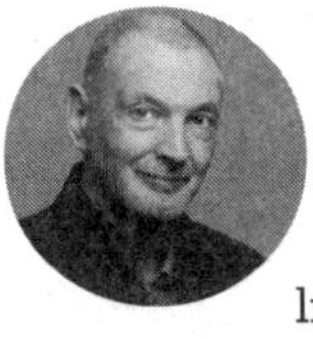

Serge Tisseron est psychiatre, docteur en psychologie habilité à diriger des recherches, membre de l'Académie des technologies. Il a créé en 2008, en lien avec le ministère de la Transition écologique, l'Institut pour l'Histoire et la Mémoire des Catastrophes (IHMEC), et en 2013 l'Institut pour l'Étude des Relations Homme-Robots (IERHR) ■

Tout le monde connaît Terminator, le terrible robot popularisé par le film de James Cameron, mais peu connaissent PARO. Et pourtant, s'il fallait trouver au terrible Terminator un robot exactement opposé, PARO serait le candidat tout désigné. Face à la machine de mort, il incarne la machine de soins. L'un est noir, métallique, imposant et son regard est terrifiant, tandis que l'autre est blanc, de la taille d'un gros chat, couvert d'une douce fourrure et son regard fait fondre de tendresse tous ceux qui le croisent.

PARO ressemble en effet à un bébé phoque, afin que ses utilisateurs ne soient pas tentés de le comparer à un chat, un chien, un lapin ou tout autre animal domestique. Mais PARO est-il bien un robot ? Pour certains, il s'agirait plutôt d'un automate, ou même d'une grosse peluche, car ses capacités d'adaptation à l'environnement sont extrêmement limitées. Il tourne la tête vers celui ou celle qui lui parle, grogne, ronronne et bouge la queue. Et pourtant, une fois placé sur les genoux de personnes atteintes de la maladie d'Alzheimer, il est capable de réduire la nervosité, l'irritation, voire l'agressivité de certains d'entre eux, et finalement de les calmer et de les réconforter avec des effets positifs sur leur sociabilité.

Cécile Dolbeau-Bandin est incontestablement l'une des personnes qui, en France, connaît le mieux PARO, non seulement pour en avoir expérimenté les possibilités avec les unités hospitalières spécialisées dans la prise en charge de la maladie d'Alzheimer, mais aussi pour la curiosité insatiable qu'elle porte aux progrès de la robotique d'assistance. Forte de sa double compétence dans l'exploration des recherches scientifiques disponibles et de la confrontation à des terrains d'expérimentation variés, elle est la guide idéale pour aborder les questions posées par l'introduction de ces technologies dans les institutions soignantes. Car les problèmes sont nombreux, qu'il s'agisse des enthousiasmes ou des réticences des soignants, des attitudes des malades eux-mêmes et des conditions d'acceptation par les familles. Et le lecteur en découvrira au passage d'autres usages moins connus, comme sa capacité à constituer un témoin de l'histoire d'un patient par la mémoire qu'il garde des interactions avec lui.

Mais si Cécile Dolbeau-Bandin donne une place de choix à PARO dans ses réflexions, celles-ci ne s'y limitent pas. Tout d'abord, elle utilise ce robot comme une porte d'entrée pour explorer les enjeux de ce qu'il est convenu d'appeler les gérontechnologies, ou encore technologies pour l'autonomie ou technologies de la dépendance. Ensuite, elle ouvre plus largement ses questions à la robotique en général. Elle en aborde les grandes dates, fait l'état de l'art en France, risque un tour du monde des robots, s'aventure du côté du marketing et nous confronte finalement à l'ensemble des questions posées aujourd'hui par ces machines : juridiques (comme le devenir de nos données personnelles), économiques (liés au coût comparé des robots par rapport à d'autres formes d'assistance), sociales (sur la création et/ou la destruction d'emplois, et l'éventuelle aggravation des inégalités), politiques (en termes de responsabilités des pouvoirs publics sur l'encadrement de ces technologies émergentes) et bien entendu éthiques.

Une préoccupation reste constante tout au long de ces pages : le but n'est pas, avec ces machines, de créer des suppléants artificiels capables de prendre la place des soignants, mais de favoriser, à chaque fois que c'est possible, les rencontres et les échanges. Bien sûr, on ne peut pas écarter totalement le risque que des robots soient appelés à remplacer des soignants déjà trop peu nombreux et de déshumaniser encore un peu plus les personnes en souffrance. Mais justement, nous devons travailler à éviter cette issue en exigeant des robots relationnels qu'ils favorisent la socialisation à chaque fois que c'est possible. D'ailleurs, aujourd'hui, la plupart des programmes et applications ne s'utilisent pas en autonomie, mais supposent l'intervention conjointe d'un professionnel. Les interactions entre les soignants, les résidents, et les familles en sont même tellement améliorées que la Haute Autorité de santé souhaite restreindre les thérapies médicamenteuses au profit de l'utilisation de robots comme PARO[1].

Il reste toutefois une question majeure : comment ces machines seront-elles considérées demain par leurs utilisateurs ? Personne ne le sait. Mais dans tous les cas, n'encourageons pas les manifestations affectives de nos seniors vis-à-vis de ces machines, et en particulier, ne les invitons pas à les embrasser lorsqu'on les leur apporte ou qu'on les leur enlève. Certains le feront, d'autres pas. Laissons-leur l'initiative si tel est leur souhait. Et veillons à toujours amener un robot éteint au patient. Le thérapeute l'allume avec lui, lui montre comment l'éteindre et l'allumer lui-même ; et lorsqu'il le lui enlève, prend soin de l'éteindre au préalable avec lui.

Ces bonnes habitudes nous seront encore plus utiles demain, lorsque des robots beaucoup plus sophistiqués nous donneront l'illusion de posséder une réelle autonomie, avec le risque d'oublier les programmeurs qui se tiennent derrière... L'homme qui croit parler à la machine ne fait en définitive que parler à l'homme qui se trouve derrière la machine.

Notes

1. Marie-Line Carrion-Martinaud & Marc-Éric Bobillier-Chaumon, « Présence de robots dans les Ehpad. Mieux vivre la séparation familiale », *Dialogue*, 2017, vol. 3, n° 217, p. 45-56.

Un robot co Alzheimer

Introduction

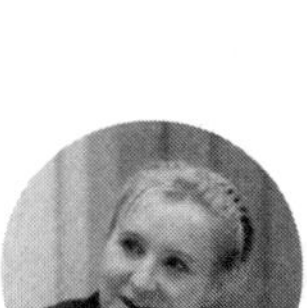

Cécile Dolbeau-Bandin est maître de conférences à l'université de Caen. Elle est chercheure au Centre de recherche risques et vulnérabilités (CERREV) et membre active de l'Institut pour l'Étude des Relations Homme-Robots. Elle publie sous les initiales CDB pour le blog IERHR : `https://www.ierhr.org/blog/`. Elle est l'auteure de plusieurs chapitres sur la robotique ■

ntre

« Je vais préciser. *[...] Vous en parlez d'une certaine façon. Ceci est un objet avec des capteurs un peu partout sur le dos. [...] Avec un regard particulier, qui est le regard d'un robot. [...] Et encore une fois : ceci est un robot ! »* explique la psychologue avec une voix assurée à ses collègues lors d'une présentation du PARO. Ce passage est extrait d'un reportage diffusé sur *France Culture* en février 2016 portant sur l'angoisse de la perte de mémoire et sur le robot dit social PARO[1] (*personal robot*). Ce reportage radiophonique est consacré à une étude menée dans l'unité fermée cognitivo-comportementale (UCC) d'un hôpital parisien. Pendant sept mois, cet outil thérapeutique non médicamenteux a été expérimenté au sein d'ateliers de groupes et d'ateliers individuels auprès de patients atteints de la maladie d'Alzheimer (MA) ou de troubles apparentés. D'avril à octobre 2015, une journaliste a observé la psychologue et l'art-thérapeute qui sont en charge de cette étude. Dans ce reportage, la journaliste décrit avec minutie les fonctions, les séances, les réactions des patients et surtout les nombreux effets thérapeutiques du robot PARO sur ces derniers. En revanche, elle n'y évoque pas l'impact de ce robot dit social sur le travail des soignants, sujet si sensible pour nous êtres humains !

Ce robot nommé PARO semble prendre une place importante dans les soins et se retrouve à une place centrale dans l'activité du personnel soignant en institution gériatrique. Ceci m'a intrigué : comment ce robot dit social est-il accepté par les soignants ? Que leur apporte-t-il ? Quelle est l'incidence de cette nouvelle technologie sur le travail du personnel soignant ? Comment ce robot peut-il les aider ou les soutenir ? Est-ce un nouveau compagnon de travail ? Ce robot vient-il compléter, prolonger, voire augmenter les ressources professionnelles et relationnelles du personnel soignant ? Comment affecte-t-il le travail de ce personnel ? Quels en sont les coûts économiques et les conséquences ? Quels sont les aspects organisationnels qui découlent de son usage ? Quelles sont les conditions d'appropriation en fonction des métiers ? Quels sont les enjeux moraux (respect de la dignité humaine, informations liées au robot, consentement du patient et de sa famille) ? Quelles sont les questions éthiques soulevées par ces nouvelles pratiques ? Faut-il formuler des recommandations ou un protocole d'usage ? Quels sont les effets désirés et indésirables ? Quelle est l'expérience du soignant face à ce nouvel objet technologique ? Est-il un assistant comme un autre ? Est-il utilisé comme un outil thérapeutique ou une animation ? La « robolution » annoncée par Bruno Bonnell[2] en 2000 a-t-elle vraiment commencé à l'hôpital ?

Mon étude s'inscrit dans une préoccupation socio-économique de premier plan, dont je vais préciser les enjeux. Selon l'association France Alzheimer[3], 3 millions de Français sont directement ou indirectement touchés par la maladie d'Alzheimer (MA), dont plus de 850 000 personnes malades. Avec près de 225 000 nouveaux cas diagnostiqués chaque année (soit 1 nouveau cas toutes les 3 minutes), elle représente la quatrième cause de mortalité en France. Notre pays comptera 1 275 000 personnes malades dans 8 ans : chaque famille comptera alors un proche atteint par cette maladie[4] !

Le coût de la prise en charge des malades Alzheimer est particulièrement élevé sur le long terme : on estime que 1 000 € par mois restent à la charge des malades et de leur famille. L'OMS (Organisation mondiale de la santé) estime qu'en 2010 le coût sociétal total de la démence dans le monde était de 604 milliards de dollars, soit 1 % du PIB mondial. Or 74 % des dépenses liées à la MA relèvent du champ médico-social et ne font l'objet d'aucune prise en charge par l'Assurance Maladie. La fréquence de la maladie et le vieillissement progressif de la population font en effet de la maladie d'Alzheimer une véritable épidémie dont le poids socio-économique ne cesse de croître au cours des années. La prise en charge de ces nouveaux «*blessés du monde moderne*[5]» constitue bien un nouveau défi pour notre société.

Cette maladie[6] est régulièrement évoquée dans les médias. Mais qu'en savons-nous? Le terme MA (maladie d'Alzheimer) vient du nom du médecin allemand Alois Alzheimer (1864-1915), qui décrit en 1906 le cas d'une patiente décédée à l'âge de 56 ans (elle a été hospitalisée en 1901 à 51 ans) présentant une démence caractérisée par des manifestations délirantes, des troubles du langage et des lésions cérébrales spécifiques. La MA est une affection du cerveau dite neurodégénérative, c'est-à-dire qu'elle provoque une disparition progressive des neurones[7].

Trop souvent, la MA est seulement associée à la perte de mémoire. Mais elle ne s'arrête pas à ce phénomène. Il s'agit également d'un état démentiel qui comporte une détérioration progressive des fonctions cognitives associées à des troubles de la mémoire (mémoire récente et ancienne), des troubles de l'humeur (état thymique) et du comportement (apathie, dépression, agitation, délires, etc.). Elle a un impact important sur les activités de la vie quotidienne (troubles de l'orientation dans le temps et l'espace, troubles du langage, troubles de la compréhension orale comme écrite et de la communication) et *in fine* une perte d'autonomie. Certains troubles peuvent être passagers, mais les troubles cognitifs sont définitifs. Par la stimulation cognitive, on parvient à maintenir les fonctions préservées, mais non à retrouver des fonctions altérées. La cause des troubles du comportement peut être iatrogène, c'est-à-dire due aux effets secondaires de médicaments, ou répondre à une prise en charge non médicamenteuse. Les experts définissent des « stades », de légers à sévères, pour décrire l'évolution des capacités d'une personne atteinte de la MA (jusqu'à un stade terminal). En moyenne, la MA passe par ces différents stades qui, en huit à douze ans, aboutissent au décès du patient[8]. L'évolution et la durée varient d'un individu à l'autre et les cas précoces (avant 65 ans) ont tendance à évoluer plus rapidement.

Au début, la MA est caractérisée par des troubles mnésiques et comportementaux et s'étend sur une période de deux à quatre ans. Des troubles de la mémoire immédiate ou épisodique sont visibles (la mémoire épisodique concerne les éléments récents, comme les dernières vacances). Des troubles du langage et de l'attention sont également des symptômes d'un début d'Alzheimer : la personne peut oublier certains mots ou avoir de légères difficultés à s'exprimer. Le stade modéré (de deux à six ans) présente les symptômes caractéristiques de la MA : la perte d'autonomie est significative et les troubles mnésiques et comportementaux s'aggravent. Le malade perd ses repères spatiaux et temporels (désorientation) et son langage se détériore peu à peu. Souvent, il ne s'exprime plus de façon spontanée et son discours devient incohérent. On peut observer des modifications de la personnalité, une agressivité, une perte d'intérêt ou encore des troubles de l'alimentation et du sommeil. Le patient commence également à avoir des difficultés à reconnaître ses proches.

Au stade sévère (deux à quatre ans), la MA est caractérisée par une très grave atteinte de la mémoire[9]. En plus des souvenirs récents, le patient oublie également les événements survenus tout au long de sa vie, sans que la mémoire ne soit complètement effacée. Les patients ont du mal à «voyager» mentalement dans le passé pour retrouver des souvenirs. La mémoire autobiographique devient sémantisée, c'est-à-dire qu'on ne se souvient plus de Noël 2001 par exemple, mais on sait qu'à ce Noël-là il y avait tels membres de la famille, qu'on était chez untel et qu'on a eu tel cadeau, parce que cet événement a été raconté plusieurs fois, devenu un événement comme ceux qu'on voit à la télévision, enregistré dans la mémoire sémantique (qui est mieux préservée que la mémoire épisodique). Dès le début de la maladie, les troubles de la communication sont présents et s'accentuent avec son évolution. Au stade sévère, les troubles sont importants et ce sont les modalités même de la communication qui se modifient. Ils se manifestent sous la forme de troubles de l'expression, de la compréhension et de la production du langage. La personne n'arrive plus à suivre les conversations (par exemple, elle ne réagit plus ou répond mal à des consignes faciles). L'aphasie (c'est-à-dire la perte complète de la capacité de parler et de comprendre le langage verbal) s'installe progressivement. En parallèle, le langage écrit et sa compréhension se dégradent, plaçant de plus en plus les personnes atteintes dans l'expression non verbale. La compréhension est quant à elle définitivement altérée. Les troubles physiques sont eux aussi très importants. Le patient a des difficultés à se mouvoir, à se déplacer et tombe plus souvent. La personne atteinte de démence (apraxie) n'est plus capable d'effectuer des gestes simples, par exemple prendre un verre dans la main. Les personnes atteintes de la MA deviennent incapables de reconnaître des visages et des objets (agnosie). À ce stade, le maintien à domicile devient très compliqué pour l'entourage. Le placement en institution est alors «*quasiment obligatoire*[10]».

Au stade terminal (qui s'étend en moyenne sur deux années), le patient perd toute autonomie. Il ne peut plus communiquer ni se déplacer. L'évolution conduit irrémédiablement le malade vers un état grabataire. La MA se termine par le décès en raison de complications indirectes comme les infections pulmonaires, un arrêt cardiaque ou une dénutrition (les troubles de la déglutition, en entraînant des fausses routes, sont une des principales causes de décès).

Malgré des progrès importants réalisés dans le domaine du traitement et de la prise en charge, la MA reste, encore aujourd'hui, incurable. Le diagnostic précoce et une prise en charge pluridisciplinaire adaptée permettent de retarder l'apparition de la dépendance, et peuvent, dans certains cas, améliorer la qualité de la vie quotidienne des patients et de leur famille. Par ailleurs, les familles se trouvent souvent dans des situations difficiles qui nécessitent une aide et un accompagnement. Les troubles du comportement induisent un épuisement pour l'accompagnant (mari, femme...), ce qui est la principale raison du placement en institution. Des lieux de prise en charge spécialisés et des équipes formées à la spécificité de ces malades sont devenus indispensables. Dans le film *Still Alice* (2015), Alice Howland (incarnée par l'actrice Julianne Moore) est une linguiste renommée qui commence à oublier les mots, les lieux... Après avoir été diagnostiquée avec un début précoce d'Alzheimer, Alice, son mari et ses trois enfants voient les liens qui les unissent mis à rude épreuve. Le film montre une progression rapide des pertes de mémoire, ce que la réalisation traduit par des effets de flou : quand Alice se perd en faisant son jogging, son environnement perd sa netteté, reflétant sa mémoire qui s'étiole. Ce film exprime avec justesse ce lent processus ou plus exactement cette perte de soi pendant laquelle le malade oublie, oublie les siens et s'oublie : « *Je ne souffre pas, je lutte pour rester connectée à celle que j'étais avant* » comme l'exprime si bien Alice.

En 2011, la Haute Autorité de santé (HAS) soulignait l'importance de l'association d'une thérapie non médicamenteuse à la thérapie médicamenteuse des patients atteints de démence. L'art-thérapie permet d'exploiter les possibilités créatives de la personne malade et de l'aider à communiquer, à exprimer ses émotions, son ressenti; la musicothérapie permet de stimuler la personne malade, en suscitant chez elle des émotions, et travaille les fonctions de l'oreille et du souffle. Il est nécessaire aujourd'hui de trouver des solutions innovantes concernant la qualité et les conditions de vie des personnes âgées et, plus particulièrement, des personnes atteintes de la MA.

Parallèlement, différentes modalités d'interventions non pharmacologiques émergent. Ce sont notamment les nouvelles technologies numériques. On peut citer ainsi les capteurs de chute, les systèmes de télésurveillance, de géolocalisation, les maisons intelligentes, les technologies pour les réseaux de santé, la robotique domestique, la visiophonie, les montres GPS, les applications mobiles... qui facilitent la prise en charge des personnes atteintes de la MA et de leur entourage. Il est devenu d'usage de parler de gérontechnologies. Le concept a été créé par Jan Graafmans de l'université de technologie d'Eindhoven (Pays-Bas) au début des années 1990. Cette nouvelle discipline est tout d'abord définie comme «*l'étude de la technologie et du vieillissement pour l'amélioration de la vie quotidienne des personnes âgées*». Cette définition sera complétée notamment par les travaux de Vincent Rialle : «*Les gérontechnologies regroupent des instruments qui jouent un rôle dans les soins apportés aux personnes âgées et qui concernent également leur environnement social et cognitif*[11].»

À l'ère du numérique, nombre d'innovations apparaissent comme des outils offrant aux individus de nouvelles ressources pour mieux vivre au quotidien. Les gérontechnologies sont en plein essor en raison de l'allongement de la durée de vie et la diminution des moyens humains mis en place pour y faire face. Elles apportent des ressources intéressantes et de potentielles réponses aux problèmes posés par le vieillissement de la population et à la pénurie croissante du nombre d'aidants (familiaux ou professionnels).

Ces innovations technologiques conduisent à s'interroger sur les nouvelles formes de soin qu'elles induisent et sur les conditions de leur appropriation au sein des institutions gériatriques. La prise en charge multimodale (associée à une prise en charge médicamenteuse) ne permet pas d'obtenir la guérison. Mais elle permet l'atténuation des symptômes et dans une certaine mesure le ralentissement de l'évolution de la maladie. Dans cet ouvrage, je souhaite me centrer sur un type de thérapie non médicamenteuse : la thérapie assistée par robot. On estime que le contact avec un robot permettrait des effets thérapeutiques, psychologiques et sociaux positifs sur les patients.

J'étudie ici les transformations façonnées et impactées par l'appropriation d'un robot dit social de type animaloïde dans des établissements de santé. L'objet d'étude qui m'intéresse ici est de comprendre en quoi l'introduction dans le soin du robot animaloïde PARO implique une modification du modèle organisationnel, professionnel et relationnel dans des établissements de santé spécialisés dans la MA ou les maladies apparentées.

Je prends appui sur une étude de terrain au sein des unités UCC et SSRA (Unité cognitivo-comportementale et Service soins de suite et de réadaptation Alzheimer) d'un centre hospitalier public du Cotentin, à Valognes en Normandie.

Sur ce terrain, j'observe, je m'immerge et m'intègre au groupe. Pour rendre compte de cette réalité, j'utilise des méthodes qualitatives communes avec d'autres sciences humaines et sociales. Mon enquête qualitative combine cinq techniques de recueil de données : l'observation non participante de l'utilisation du robot PARO par un personnel soignant auprès des patients de ces deux services; des entretiens collectifs non directifs «centrés» auprès du personnel de ces deux services; des entretiens individuels semi-directifs «centrés» auprès du personnel de ces deux services; une grille d'observation et d'évaluation du PARO laissée à disposition du personnel lors de ma non-présence sur le terrain et une observation des formations du personnel soignant. Je rappelle ici la difficulté pour le personnel soignant de libérer du temps sur leur journée de travail déjà très chargée pour répondre à mes questions.

Depuis février 2016, cette unité utilise PARO comme solution non médicamenteuse contre la maladie d'Alzheimer. Le centre hospitalier a ouvert en octobre 2015 deux unités spécialisées au traitement de la MA : le SSRA et l'UCC. Ces deux services se déploient sur 1000 m^2 et accueillent 22 patients (10 lits en SSRA, 10 lits en UCC et 2 lits de court séjour gériatrique). L'unité SSRA accueille des personnes âgées nécessitant un suivi médical après une opération importante et des patients victimes d'un accident ayant entraîné des difficultés motrices qu'il s'agit d'atténuer ou de faire disparaître. L'UCC est un service qui accueille pour une durée moyenne de 4 à 5 semaines des patients valides en période de crise (agressivité, troubles du comportement : hyperémotivité, hallucinations, troubles moteurs, agitation, troubles du sommeil graves).

L'objectif de leur hospitalisation est d'identifier la nature et la sévérité des troubles du comportement ainsi que leurs répercussions sur la qualité de vie du patient et la charge de l'aidant. La prise en charge spécifique est basée notamment sur des thérapies non médicamenteuses (TNM), associées le cas échéant à des traitements médicamenteux, assurées par une équipe pluridisciplinaire. Ces deux services disposent d'un espace de déambulation, de chambres individuelles, d'un environnement sécurisé et rassurant comportant des espaces d'activité et de socialisation (salle club, atelier, salon, loggia, jardin thérapeutique, salle de luminothérapie, repas thérapeutique et salle Snoezelen[12]). Les différents ateliers (art-thérapie, mobilisation cognitive, cuisine thérapeutique, jardin thérapeutique, psychomotricité, relaxation, gymnastique) sont collectifs ou individuels pour stimuler la mémoire ancienne et émotionnelle. Ils sont animés par un personnel formé.

L'âge moyen des patients observés est de 85 ans et les femmes sont plus nombreuses que les hommes. Au moment de leur entrée, le personnel soignant essaie de connaître ces patients par des entretiens, des questions auprès de leurs proches et/ou par la réalisation d'un cahier retraçant leur vie (famille, histoire de vie, histoire de la maladie, désirs et goûts de la personne). Les patients sont répartis en trois catégories : troubles légers (20 %), modérés (30 %) et sévères (50 %). Certains patients sont totalement apathiques, repliés sur eux-mêmes quand d'autres sont très agités voire désinhibés. Ces patients sont atteints d'alexithymie, c'est-à-dire qu'ils rencontrent des difficultés pour identifier, différencier et exprimer leurs émotions, ou reconnaître celles d'autrui, et d'akinésie (pour les patients atteints de la maladie de Parkinson), c'est-à-dire qu'ils exécutent des mouvements de façon plus lente que la normale.

Les patients atteints de MA ou de troubles apparentés sont pris en charge par une équipe pluridisciplinaire au quotidien. L'UCC et le SSRA se partagent le même personnel, qui effectue une rotation tous les mois. La moyenne d'âge est d'environ 35 ans. Le personnel est constitué de deux gériatres, une interne, une infirmière cadre, une infirmière coordinatrice, une neuropsychologue, 10 infirmiers, 21 aides-soignantes, 4 aides médico-psychologiques, une ergothérapeute, une art-thérapeute, une psychomotricienne, une diététicienne, une orthophoniste, une assistante sociale et des stagiaires (environ 15 par an).

Ces deux services mettent en place le « soignant J », désigné par l'infirmière cadre de santé lors des *plannings*. Il est là pour soulager ses collègues, diminuer la charge de travail des équipes soignantes et faciliter leur quotidien. Il met en place des thérapies non médicamenteuses variées sur son temps de présence de 10 heures à 18 heures. Je note que le personnel soignant s'adapte à chaque patient en venant à sa rencontre dans sa chambre, choisissant le meilleur moment de la journée et travaillant juste le temps qu'il faut. Comme le signale la cadre de santé : «*Ici, c'est à la carte : le réveil des patients, les activités, etc.*» Le personnel soignant essaie de trouver la technique adéquate qui aidera à établir le lien, le contact avec eux. Il prend en compte leurs goûts, leur échelle de valeurs, leur culture et leurs aptitudes spécifiques pour proposer des thérapies non médicamenteuses complémentaires et adaptées. Dans cet établissement, PARO est financé par un Lions Club. Une partie du personnel soignant a assisté à la présentation effectuée par le représentant de la société d'Inno3Med lors de la livraison du robot.

En mars 2017, j'ai également mené une enquête à l'hôpital Paul Brousse à Villejuif (Val-de-Marne). Ce centre hospitalier comporte une unité de jour dédiée à la MA et aux troubles démentiels apparentés, qui fonctionne depuis septembre 2002. Elle s'adresse à des patients vivant à leur domicile, leur permettant d'établir de manière ponctuelle un diagnostic clinique et neuropsychologique, un bilan des pathologies associées (problèmes cardiovasculaires, digestifs, ostéo-articulaires...), une évaluation de la dépendance, la mise en place éventuelle d'un traitement et l'information de la famille. J'ai observé une équipe de 12 personnes composée de trois gériatres dont le chef de service en gériatrie, d'une neuropsychologue, de deux psychologues cliniciennes, de deux infirmières diplômées d'État et de quatre aides-soignantes. Ils utilisent notamment un chariot zen (colonne à bulles à admirer avec de longues fibres optiques colorées à toucher) et le robot dit social PARO depuis 2014.

Ma recherche a pour objectif premier de répondre à la question de l'acceptation, de l'usage d'un robot dit social et aux enjeux liés au mode de communication homme-machine au sein d'institutions gériatriques fréquentées par des personnes vulnérables. Il s'agit de penser à l'acceptabilité de la machine par les usagers (le personnel soignant) et son environnement social. Cette étude sociologique et communicationnelle à partir d'entretiens et d'observations vise à comprendre les nouveaux usages créés par un robot dit social gériatrique sur le personnel soignant. J'essaie de dresser en quelque sorte un état des lieux de la robotique sociale gériatrique en France.

Notes

1. Tony Hayère & Gilles Mardirossian, « PARO et l'angoisse de la perte de mémoire » [podcast]. *Sur les docks, France Culture*, 2016. https://www.franceculture.fr/emissions/sur-les-docks/paro-0.

2. Bruno Bonnell, *Viva la robolution!*, JC Lattès, 2000.

3. 40 % des malades sont des hommes, 60 % des femmes. La cause en est inconnue, elle pourrait être liée à la différence d'espérance de vie entre les sexes.

4. Alzheimer's Disease International (ADI), *Rapport mondial Alzheimer*, 2015. https://www.alz.co.uk/sites/default/files/pdfs/world-alzheimer-report-2015-summary-sheet-french.pdf.

5. Catherine Malabou, *Les nouveaux blessés*, PUF, 2017.

6. Pour cette partie, nous nous basons sur le site de l'association France Alzheimer : https://www.francealzheimer.org/ et nous nous sommes entretenus avec des spécialistes de la MA.

7. Au moment où nous terminons cet ouvrage, un débat prend de plus en plus d'ampleur sur l'évolution de la MA : « *De fait, cette évolution à la baisse renforce la piste selon laquelle Alzheimer n'est rien d'autre qu'une médicalisation du phénomène naturel de vieillissement cérébral. Bien plus que les autres, Alzheimer semble être une construction sociale qui s'est faite à un moment donné avec, derrière, la réalité clinique du vieillissement.* », Marie-Line Ray, « Alzheimer, le nombre de cas ne devrait pas exploser », *Futura santé*, 2018 : https://www.futura-sciences.com/sante/actualites/medecine-alzheimer-nombre-cas-ne-devrait-pas-exploser-44575/.

8. La prise en charge multimodale (associée à une prise en charge médicamenteuse) ne permet pas d'obtenir la guérison mais permet l'atténuation des symptômes et, dans une certaine mesure, le ralentissement de l'évolution de la maladie (Rigaud, 2011).

9. Francis Eustache, « Les stades précliniques de la maladie d'Alzheimer et leurs enjeux éthiques : un autre défi pour la neuropsychologie », *Revue de neuropsychologie*, 2012/3 (vol. 4), p. 143-144. https://www.cairn.info/revue-de-neuropsychologie-2012-3-page-143.htm.

10. Association France Alzheimer, https://www.francealzheimer.org/.

11. Vincent Rialle, « Technologies nouvelles susceptibles d'améliorer les pratiques gérontologiques et la vie quotidienne des malades âgés et de leur famille », *Rapport*, mai 2007. https://www.approche-asso.com/wp-content/uploads/2020/07/2007_Rapport_Rialle.pdf.

12. « Histoire et philosophie du concept Snoezelen », *Pétrarque, l'empreinte sensorielle*. https://www.snoezelen-concept.fr/histoire-philosophie-snoezelen-concept/.

I.
Vous avez dit robots ?

On a presque tous une idée de ce qu'est un robot, bien souvent héritée de la science-fiction. Mais ces représentations issues de la culture sont-elles proches de la réalité ? En fait, qu'est-ce qu'un robot ? Doit-il ressembler à un homme ou à un « *vivant-parlant*[1] » ? Ce premier chapitre n'a pas un souci d'exhaustivité, mais il rend compte des travaux, des ouvrages, des auteurs les plus importants et met prioritairement l'accent sur la situation française. Son objectif est de synthétiser, en quelques pages, les principaux acquis pour chaque thème et de soulever les questions essentielles pour la suite de mon étude.

Robot vs robots

Au cours d'une enquête sociologique sur la robotique éducationnelle à l'été 2016, j'ai réalisé des entretiens collectifs centrés auprès de neuf enfants (deux filles et sept garçons de 8 ans et demi à 12 ans et demi) sur leur représentation d'un robot. La plus âgée explique aux autres que les robots sont déjà là et mentionne la présence dans certaines maisons de robots cuisine, tondeuse, aspirateur... Pour l'ensemble de ces enfants, les robots possèdent un moteur. Ils sont télécommandés, articulés, mobiles et composés de pièces mécaniques assemblées fonctionnant à l'électricité.

Deux enfants insistent sur leur ressemblance avec un homme, c'est-à-dire un robot humanoïde avec des bras et des jambes qui utiliserait l'intelligence artificielle. Pour eux, les robots sont conçus et construits par des hommes pour les aider au quotidien et améliorer leur vie. Ces enfants les aiment bien : « *Un robot ? C'est la science, l'homme et tout ça !* ».

Pendant un cours de culture numérique, des étudiants (18-20 ans, première année, département information-communication, IUT de Caen) ont réalisé des dossiers sur la robotique en France autour de plusieurs sujets : typologie, histoire et définition des robots, robots industriels, robots utilitaires, robots dits sociaux, agents conversationnels, les robots sont-ils des objets culturels ?

L'étude des robots est un sujet nouveau dans leur cursus. En général, ils sont étonnés et surpris par ce thème, mais intéressés et motivés. En menant leurs recherches (et pour certains des entretiens), ils prennent conscience que le marché de la robotique n'est pas utopique. Ils découvrent l'existence du robot et surtout des robots (robots industriels, robots militaires, *chatbots*, robots dits sociaux). Ils n'en soupçonnaient pas la diversité, le design et les différents usages. Ils découvrent avec surprise que les robots sont déjà là dans nos vies : « *les agents conversationnels sont vraiment des robots. Et on les utilise tous les jours. Mais on ne le sait pas!*», «*Aujourd'hui, les robots (cobotique industrielle) sont complémentaires aux hommes. Ils ne sont ni en rivalité ni en remplacement*», «*le duo homme/robot doit collaborer* ».

La plupart de ces étudiants trouvent qu'en France, le sujet n'est pas assez exploité et qu'il manque des formations adaptées. Cette éducation à la robotique leur paraît nécessaire pour que l'appropriation des robots se fasse dans des conditions optimales et sécurisées : «*Il faut nous sensibiliser aux robots et surtout aux robots dits sociaux. J'ai travaillé en première lors d'un TPE (travail personnel encadré) sur le robot* PARO. *Mais je ne savais pas que c'était un robot dit social!*», «*Je pense que c'est un apport de culture générale qui devient indispensable dans le cadre d'une formation universitaire.*»

Pour eux, la robotique s'accompagne et s'accompagnera de nombreux usages remettant en question les normes juridiques (données personnelles) et provoquera de nombreux questionnements économiques (coût des robots), sociétaux (emploi), politiques (responsabilité) et éthiques (respect de la dignité humaine). Ce sujet leur permet de s'interroger sur cette prochaine cohabitation : «*Comment ferons-nous notamment avec les robots sexuels?*», «*Y a-t-il un risque de devenir des surassistés avec ces robots?*», «*Quand ils auront trop d'émotions : n'y-a-t-il pas un risque d'empathie artificielle?*».

Ce travail sur la robotique permet aux étudiants de prendre du recul et de rencontrer un univers jusque-là méconnu. Ils sont assez lucides et pensent qu'une réflexion collective doit être menée pour s'éloigner des idées reçues, voire préconçues, sur les robots. Il ne faut pas seulement apprendre à programmer des robots à l'école : il faut aussi observer, comprendre, analyser, apprivoiser ces machines... pour mieux cohabiter avec elles.

Il n'est pas facile de définir ce qu'est un robot. *Le Petit Larousse* le définit comme étant «*un appareil automatique capable de manipuler des objets ou d'exécuter des opérations selon un programme fixe ou modifiable voire par* apprentissage.»

Selon Pierre-Yves Oudeyer, «*un robot est une machine dotée de capteurs*[2] *(du point de vue technique) qui lui permettent de percevoir son environnement, de moteurs l'autorisant à bouger et agir sur cet environnement et d'un système électronique ou informatique qui contrôle ce qu'effectue le robot en fonction de ce qu'il perçoit*[3]». On relève généralement deux structures principales : les robots manipulateurs (robots non holonomes) qui sont des robots à base fixe permettant de manipuler des objets et les robots mobiles (robots holonomes) qui peuvent se déplacer. Ces derniers peuvent également transporter sur leur plateforme un robot manipulateur. Jean-Paul Laumond, directeur de recherche CNRS et roboticien dans l'équipe Gepetto, suggère qu'«*il faut préciser la nature des évolutions technologiques qui le caractérisent, pour pouvoir comprendre la place qu'il occupe aujourd'hui dans notre société, et celle qui lui sera réservée à l'avenir. [...] Le robot s'inscrit dans l'histoire des machines : c'est une machine qui bouge et dont les mouvements sont contrôlés par un ordinateur. Il se distingue tout à la fois de l'automate, dont les mouvements sont mécaniquement déterminés, et de l'ordinateur, qui manipule des informations, mais ne bouge pas. [...] Le robot bouge pour agir. Il est confronté à la physique du monde réel : un robot manipulateur doit pouvoir saisir un objet fragile sans le casser ou un récipient sans en renverser le contenu ; un robot bipède, quant à lui, doit garder son équilibre en se déplaçant. Manipulation et déplacement sont les deux composantes de l'action d'un robot*[4].»

Les robots ont trois éléments en commun : ils ont un corps ou un processeur, ils exécutent un ou des programmes et sont munis de capteurs pour réagir à l'environnement sans l'intervention humaine. Pierre-Yves Oudeyer va plus loin en montrant qu'il existe une diversité de robots distincts selon quatre axes :

– l'autonomie : certains robots agissent sans intervention humaine ;

– l'adaptabilité : certains vont adapter leur comportement en fonction de ce qu'ils perçoivent;
– l'apprentissage : certains robots peuvent acquérir de nouveaux comportements et connaissances;
– la créativité : certains robots peuvent inventer des solutions et des comportements non définis par le programmeur.

Il parle d'une «*zoologie de robot*» pour classer les robots. Ce rapprochement avec des êtres vivants est-il vraiment judicieux? Je ne le pense pas. Néanmoins, il permet de réfléchir à une classification des robots. Mais ceux-ci sont loin d'avoir une corporéité humaine (humanoïde) et possèdent souvent la forme ou l'enveloppe d'un animal, l'apparence d'une «simple machine», voire n'ont pas de corporéité du tout. Pierre-Yves Oudeyer indique aussi qu'il faut intégrer «*des différences de finalité*» : ainsi les robots peuvent être conçus pour travailler (bras articulés dans les usines), explorer (sonde Voyager 1 ou Rosetta), jouer (COZMO), accompagner (robot-tondeuse), aider à penser la vie (BRACHIATOR III) et la complexité (PSIKHARPAX). Des caractéristiques techniques et des différences de finalités qui soulignent qu'il n'y a pas un modèle unique de robot mais bien des robots.

Les grandes dates de la robotique[5]

Les êtres artificiels se retrouvent dans trois traditions. Dans la mythologie grecque, Pygmalion crée une statue d'ivoire représentant une femme si parfaite (Galatée) qu'il en tombe amoureux et Aphrodite la rend vivante. Dans les récits de Gilgamesh, Enkidu, fait de terre, de salive et d'un rameau de tamaris, a été modelé par deux déesses pour s'opposer au cruel roi d'Uruk. Dans la tradition magique juive et les légendes d'Europe orientale, le Golem (mot hébreu qui signifie «masse informe, embryon») est une créature artificielle au corps d'argile et à forme humaine. Il est incapable de parler et dépourvu de libre arbitre. Il est entièrement créé pour assister ou défendre son créateur. Le Golem est décrit à la fois comme une figure protectrice et comme un être destructeur qui se retournerait contre son créateur.

Les premiers objets, qualifiés d'automates, datent de l'Égypte antique : une statue du dieu Amon datant de 800 avant J.-C. qui pouvait étendre le bras, ou encore le masque totémique articulé à l'effigie du dieu Anubis à tête de chacal que l'on peut admirer au musée du Louvre. La mythologie grecque évoque des êtres artificiels faits de métal, fabriqués par Héphaïstos, capables de se déplacer.

En 809, un sultan offre à Charlemagne le premier automate mécanique : il s'agit d'une horloge sur laquelle des oiseaux s'animent pour effectuer toujours la même action. Dès l'époque médiévale, des mécanismes capables d'exécuter des tâches humaines sont conçus. À la fin du XVe siècle, Léonard de Vinci construit un «chevalier/armure animé» capable de coordonner les mouvements de ses bras, de ses jambes et de ses mâchoires. Les automates sont d'abord apparus en Orient (petits automates serveurs de thé de l'époque d'Edo au XVIIe siècle au Japon), avant d'être présentés dans les cours royales d'Europe. On peut également citer le métier à tisser de Jacquard avec les cartes perforées permettant la programmation interchangeable des machines, ou encore, au XVIIIe siècle, le fameux canard automate digérateur de Jacques de Vaucanson.

Le premier auteur à employer le terme «robot» est Karel Čapek, écrivain et dramaturge tchèque dans sa pièce de science-fiction *Rossumovi univerzální roboti* (R.U.R., 1920), à partir du mot *rabota* qui signifie «corvée» en slave ancien. Dans cette pièce, le terme robot désigne un cyborg, c'est-à-dire un être bionique fait à la fois de parties organiques et artificielles.

Tout s'accélère avec l'évolution de l'électronique qui annonce la fin de l'automate et l'apparition des robots. Ce sont des robots de seconde génération qui disposent d'organes sensoriels, autrement dit des capteurs, pouvant influer sur leurs comportements. Le chien électrique de John Hammond et Benjamin Miessner (1915) est le premier robot de ce genre. Il se déplace selon la luminosité de l'endroit grâce à son capteur optique. Le chien Philidog de Henri Piraux en 1928 se guide aussi à la lumière.

En 1941, le terme «robotique» fait sa première apparition dans la nouvelle *Liar* d'Isaac Asimov[6]. C'est précisément dans les années 1940 que l'arrivée de l'ordinateur va bouleverser l'évolution de la robotique. De nombreux mathématiciens et informaticiens vont approfondir la question. En 1956 est organisée aux États-Unis la conférence de Dartmouth[7], un événement fondateur qui donnera naissance à la discipline de l'IA (intelligence artificielle).

Parallèlement, des groupes de réflexion se constituent dans le monde entier et donnent naissance à des rencontres scientifiques entre 1942 et 1953 : ce sont les célèbres conférences Macy à New York. La cybernétique, fondée par Norbert Wiener dans son ouvrage *Cybernetics or Control and Communication in the Animal and the Machine*, devient la «*science générale de la régulation et des communications dans les systèmes naturels et artificiels*». L'Américain William Grey Walter applique cette théorie à une machine autonome pour étudier les comportements des animaux. Il fabrique Elsie et Elmer, deux tortues mobiles, capables de se déplacer de manière autonome et de se repérer grâce au son et à la lumière par le biais de capteurs photoélectriques.

Au début des années 1960, l'industrie automobile est en pleine expansion et les robots industriels deviennent les assistants des travailleurs en usine. En 1962, General Motors acquiert le premier robot industriel de l'histoire dans son usine du New Jersey : l'UNIMATE 001 (abréviation de *Universal Automation*). Il s'agit d'un bras mécanique de près de deux tonnes, inventé par Georges Devol et Joseph F. Engelberger qui permet de déplacer des pièces métalliques lourdes issues de machines de moulage sous pression.

Le robot SHAKEY (entre 1966 et 1972) conçu par le Stanford Research Institute est l'un des premiers robots à intelligence artificielle. Ce robot mobile, capable de percevoir et de représenter dans une certaine mesure son environnement exécute des tâches simples (organiser, effectuer des calculs d'itinéraire et disposer des objets).

Ce n'est qu'au milieu des années 1970, avec l'arrivée des micro-ordinateurs et des microprocesseurs, que les robots vont pouvoir gravir un échelon supplémentaire de l'IA. Vers la fin des années 1970, Hans Moravec présente un des premiers robots capables d'évoluer à l'extérieur, de façon autonome. En 1973, l'université Waseda au Japon présente le premier robot humanoïde[8] dénommé WABOT-1. Il est doué de vision, peut manipuler des objets, effectuer un semblant de marche et est même capable de commencer une conversation en japonais. En 1974 au Japon, HIT HAND d'Hitachi manipule des aiguilles à travers des trous grâce à la détection de force.

Les robots embarquent des composants plus miniaturisés sur lesquels s'exécutent des logiciels de plus en plus complexes, notamment avec l'apparition de langages spécifiques comme le RobotBASIC en 1984. ASIMO, conçu par Honda en 2000, est le premier prototype mondial de cette nouvelle génération humanoïde (robot bipède).

Dans *Encyclopedia of Robotics*, Stan Gibilisco distingue cinq générations de robots sur la base de leurs capacités respectives[9] :

– «*Les robots de la première génération (avant 1980) étaient mécaniques, stationnaires, précis, rapides, physiquement robustes et basés sur des servomécanismes mais n'utilisaient ni capteurs externes, ni intelligence artificielle;*

– les robots de la deuxième génération (de 1980 à 1990), contrôlés par microprocesseurs, étaient programmables et incluaient des systèmes de vision, ainsi que des capteurs tactiles, de position et de pression;

– les robots de la troisième génération (à partir du milieu des années 1990) sont devenus mobiles et autonomes, capables de reconnaître et de synthétiser la parole : ils intègrent des systèmes de navigation (ou de télécommande) et l'intelligence artificielle ;
– les quatrième et cinquième générations sont les robots pensants de l'avenir, capables par exemple d'acquérir et de reproduire certaines caractéristiques humaines comme le sens de l'humour. »

Le début du XXIe siècle voit apparaître les robots domestiques destinés au grand public tels les robots aspirateurs de piscines ou les tondeuses autonomes. L'intelligence artificielle permet le développement de l'imitation de capacités de type humaines telles que la perception, l'utilisation du langage, l'interaction, la résolution de problèmes, l'apprentissage et même la créativité.

La forme donnée à la robotique dite sociale suscite le débat. Par exemple, si le roboticien conçoit une machine adaptée à une ou deux tâches, « *celle-ci n'a pas besoin d'être un humanoïde*[10] ». En revanche, s'il en fabrique « *une sans préjuger de l'usage qui en sera fait, alors pour simplifier il lui donne une forme humanoïde* ». Malgré sa complexité technique (nombreuses articulations, rigidité des gestes), la forme du robot humanoïde est parfaitement adaptée pour cohabiter dans un environnement façonné à l'image de l'homme. Un humanoïde ressemble à un humain par opposition à un robot industriel aux gestes très répétitifs et limités. L'humanoïde permet de dialoguer avec sa tête (oreilles, yeux, bouche) et sa gestuelle (communication non verbale) facilite l'interprétation pour un être humain. La recherche d'un équilibre parfait entre apparence humaine et robotique est au centre de la recherche sur les interactions humain-robot.

Malgré divers travaux sur ce sujet, il est encore difficile de définir le degré d'anthropomorphisme du robot le plus acceptable par les hommes. Selon la métaphore de la vallée de l'étrange[11] du roboticien japonais Masahiro Mori, une représentation de l'humain trop réaliste serait dérangeante, voire inquiétante pour l'homme[12]. Lorsqu'un objet (robot androïde, prothèse ou marionnette) atteint un certain degré de ressemblance anthropomorphique, apparaît une sensation d'angoisse et de malaise. Masahiro Mori représente ce phénomène par un graphique où les ordonnées représentent la familiarité (ou la sympathie) et l'abscisse, le degré d'anthropomorphisme.

Des recherches en marketing menées notamment par Alain Goudey et Gaël Bonnin[13] montrent que le design plus ou moins anthropomorphique du robot pourrait influencer, sous certaines conditions, la perception du consommateur et son intention d'utiliser ou non le produit. Ces deux chercheurs se sont donc intéressés à ces nouveaux objets de technologie en se focalisant sur le robot-compagnon : cette machine qui sert au foyer et regroupe des fonctionnalités similaires à celles du contrôle vocal d'un smartphone (appel, messages, application, météo). Ils ont étudié l'impact de l'anthropomorphisme de ces robots. Auprès de 172 femmes âgées de 25 à 55 ans, ils ont mesuré l'intention d'utiliser un des trois robots plus ou moins anthropomorphisés. Ils leur ont présenté la photographie de ces robots bien distincts : EMOX (une tête), PaPeRo (une tête avec deux yeux et deux pieds) et NAO (une tête, deux yeux, deux bras et deux jambes). Premier constat : l'apparence humaine ne favorise pas l'acceptation du robot.

Une étude conduite par Carole Adam[14], présentée lors du salon Innorobo 2013 à Lyon, mesure l'acceptabilité de deux robots dits sociaux : REETI et NAO. Les personnes interrogées (22 individus) sont majoritairement favorables à l'utilisation de robots au contact de leurs enfants, comme compagnon de jeu, pour leur raconter des histoires ou les aider à faire leurs devoirs. Cependant, ils expriment une certaine méfiance vis-à-vis du robot à l'idée qu'il puisse les remplacer dans leur rôle de parent. La plupart des utilisateurs sont assez réticents à l'idée de laisser le robot réconforter leur enfant. L'apparence physique des robots a aussi influencé leur perception. Les deux robots sont jugés trop petits et trop mignons pour être autoritaires (pour les devoirs par exemple). Ils sont rejetés comme objet transitionnel puisqu'ils ne sont «*pas assez doux*», «*qu'on ne peut pas les prendre dans les bras*» et leur voix de synthèse est évaluée comme trop froide voire effrayante. Ces travaux suggèrent que le rôle du robot compagnon dans des contextes familiaux doit être pensé au regard du style de communication adopté par les membres d'une famille.

En 2012, deux chercheuses allemandes, Friederike Eyssel et Dieta Kuchenbrandt[15], ont travaillé sur les caractéristiques comme le genre, l'âge ou l'ethnicité appliquées aux robots humanoïdes et mettent en évidence que les individus procèdent à des catégorisations pour classifier les robots, comme ils le font pour les humains.

L'anthropologue français Joffrey Becker interroge la question de la théâtralisation des comportements et de l'expression des émotions des machines. Alors que beaucoup de chercheurs pensent que la clé de l'acceptabilité des robots résiderait dans une morphologie et des capacités d'interaction qui imitent l'humain, il estime qu'un robot acceptable devra théâtraliser avec grâce les comportements humains. Pour lui, «*le robot de l'avenir sera souple, dansant et fluide et pourra emprunter au monde des poissons, des oiseaux, des insectes, des araignées, voire des plantes*[16].»

Ce qui rejoint les propos de Serge Tisseron : «*Le mieux est que le robot tienne à la fois de l'humain (par sa position debout), de l'animal (par ses "expressions") et de la machine (par la matière qui le constitue). En fait, au fur et à mesure qu'un robot ressemble à un être humain, notre sympathie à son égard augmente, mais jusqu'à un certain point seulement. Lorsque cette ressemblance devient trop grande, notre sympathie vis-à-vis du robot chute brutalement*[17].»

De nouvelles formes combinant machine et intelligence algorithmique apparaissent, se matérialisant même par des apparences humanoïdes. L'apprentissage en continu des machines (*machine learning*) est une importante rupture technologique et juridique. Notamment sur le partage de responsabilité entre le concepteur et l'utilisateur en cas de problème avec un robot.

Actuellement, ce qui fait la valeur d'un robot est lié à son coût de fabrication et au «*service qu'il rend et à qui il le rend*[18]». À l'avenir, le robot sera certainement un agent à la fois simple et complexe, au service de grandes sociétés qui chercheront à mieux nous connaître (Google, Apple, Facebook, Amazon, Microsoft), «pour nous vendre le bon produit au bon moment» (publicité programmatique).

Je note, comme d'autres chercheurs, quatre défis supplémentaires de la robotique : l'autonomie énergétique des robots (aujourd'hui, les robots les plus perfectionnés ont une autonomie qui ne dépasse pas quelques heures), leur polyvalence (pour l'instant, ils ne peuvent pas effectuer plusieurs tâches), la complexité d'un robot (plus l'environnement, y compris humain, avec lequel le robot interagit est complexe plus le robot devra être complexe pour réaliser une tâche assignée) et leur empreinte écologique (fabrication, recyclage, consommation).

Aujourd'hui, les robots commencent à investir de nombreux secteurs de l'économie et de la vie quotidienne. Ils sont environ plus d'un million à fonctionner de par le monde et les ventes mondiales sont en progression constante (entre 10 et 20% par an) tandis que leurs capacités progressent à un rythme encore plus grand.

Il nous faut apprendre à connaître les robots. Il faut se préparer à vivre avec ceux qui deviendront nos assistants, nos aides, nos compagnons de tous les instants. Il faut apprivoiser ces robots dits sociaux qui devront «*respecter nos valeurs humaines pour notre bien-être*». Et c'est un grand changement.

Les machines apprenantes ne sont pas des machines intelligentes au sens humain : elles ne comprennent pas ce qu'elles font et ne peuvent pas transférer leurs compétences. Elles ne ressentent pas de satisfaction quand elles gagnent. Elles sont juste programmées par des humains. Mais nous insistons : le principe d'apprentissage est lié à l'imitation et l'association pour répondre à des missions (tâches) spécifiques (scriptées). Quand le robot DEEP BLUE d'IBM gagne aux échecs en 1997 contre Garry Kasparov, il respecte les règles du jeu d'échecs en s'appuyant sur de nombreuses parties effectuées par d'autres joueurs. La machine n'apprend pas seule mais en mode supervisé. Ainsi, son IA réflexive s'inspire de l'existant et le reproduit. Le robot mobilise l'expérience d'un modèle existant au profit d'un potentiel (calcul, mémoire) plus grand (et plus rapide).

Lors d'une conférence au Collège de France, Jean-Paul Laumond[19] voit dans Héphaïstos le dieu de la robotique. Il mentionne une certaine tension entre Héphaïstos et la déesse Athéna qui correspond parfaitement à la tension que le roboticien expérimente dans ses travaux : une vision tendue entre le rêve du chercheur et le pragmatisme de l'ingénieur. Dans cette leçon inaugurale, il insiste sur le fait qu'il ne faut pas craindre l'arrivée des robots et mentionne que les inventions ont souvent des applications surprenantes. Il cite le cas du robot NAO utilisé par des équipes éducatives pour assister des enfants autistes. Le fait d'utiliser ce robot comme outil de médiation dans un groupe thérapeutique semble ouvrir aux enfants autistes une nouvelle voie pour se construire comme sujets «*en leur permettant d'entrer dans l'échange intersubjectif via une triangulation préalable grâce à la machine*».

État des lieux de la robotique en France

Ces machines artificielles, nous les rêvons, les imaginons, les concevons, les attendons depuis si longtemps. Nous vivons une période transitoire dans la robotique avec l'arrivée massive des robots-jouets, le développement de robots humanoïdes, l'arrivée des robots dits sociaux, le développement de véhicules (voitures, camions, bus, avions) semi-autonomes voire autonomes... Tous ces robots opérationnels et commercialisés impactent et façonnent notre environnement. Quels sont les robots utilisés et commercialisés en France? Est-ce que les Français sont prêts à cohabiter avec eux?

Une étude intitulée «Et demain, la santé?» et réalisée par Harris Interactive en 2017 montre que 54% des Français seraient favorables à l'utilisation de robots à même d'assurer une présence auprès des personnes en situation de dépendance ou isolées afin de les assister au quotidien, pour des soins de base. C'est en priorité à leur domicile qu'ils les accueilleraient.

Nous choisissons de classer ces robots utilisés et commercialisés en France (je ne cite pas ici les robots en cours d'élaboration) en deux grandes catégories : les robots désincarnés (*chatbots*...) et robots incarnés (humanoïdes). Ici, je prends un risque et j'ai longtemps hésité à proposer cette classification. Certains roboticiens expliquent que les robots sont des machines physiques, matérielles. Je ne partage pas complètement cet avis. Comme l'écrit Laurence Devillers : «*Les robots sont déjà dans notre quotidien! Sans que l'on s'en rende forcément compte. Ce sont des machines qui perçoivent des informations de leur environnement, les analysent et prennent des décisions pour agir dans notre univers physique. Mais ils existent aussi sous forme, non incarnée, de bots : des logiciels qui perçoivent et agissent. Quand vous surfez sur internet, les bots vous surveillent et peuvent ensuite vous faire tout un tas de propositions commerciales. Les robots incarnés, par exemple les robots-aspirateurs* ROOMBA, *sont dans nos maisons*[20].»

Parmi les robots désincarnés, on peut citer :

– Les agents conversationnels ou *chatbots*. Ce sont des programmes informatiques capables de simuler une conversation avec un ou plusieurs humains par échange vocal ou textuel. Ces outils sont utilisés notamment *via* internet par les services clients de marques ou de commerçants en ligne avec la messagerie instantanée. Ils permettent d'accomplir des tâches et de faire des propositions en se basant sur les préférences de la personne qu'ils assistent (ils sont présents sur les sites web de la SNCF, d'Orange et d'autres entreprises). Dans un article de 2017, le journaliste indépendant Nicolas Santolaria remarque que : « *Là où les technologies vocales ont longtemps rimé avec dysfonction, les progrès accomplis en termes de reconnaissance et traitement automatisé du langage, rendent désormais possible le fait de décrypter avec une précision suffisante la requête d'un utilisateur, nous faisant entrer dans ce que l'on pourrait appeler la "société de conversation"*[21] ». Effectivement, la voix est un médium plus naturel que le clavier pour accéder à l'information et surtout mieux adaptée lors de situations particulières (au volant, en cuisinant, en marchant, en se lavant, en se rasant, en se maquillant…). Dans un autre article, ce journaliste poursuit en montrant que ces assistants appartiennent à « *une nouvelle génération d'outils que les constructeurs nomment les* do engines *(moteurs d'action) en référence à la catégorie plus ancienne des* search engines, *ces moteurs de recherche dont Google reste la représentation emblématique*[22]. » Par exemple, l'enseigne de vente à distance La Redoute choisit un chat habillé d'un nœud papillon, nommé Alphonse, pour incarner sa marque et aider le client à composer sa tenue idéale.

– Les robots spammeurs parcourent les sites web pour remplir automatiquement les formulaires qu'ils trouvent et espérer l'affichage de code, de liens, voire de contenus. Ces robots recherchent un maximum d'adresses électroniques afin d'y déverser ensuite des spams. Certains logiciels robots ont la charge de se faire passer pour des humains et de diffuser leurs messages publicitaires dans tous les formulaires, notamment dans les commentaires de blog et sur les forums, ou même *via* les logiciels de messagerie instantanée.

– Les robots de lecture qui parcourent le web pour en indexer toutes les pages, tel le *googlebot* d'Alphabet/Google.
– Les algorédacteurs[23] sont des algorithmes capables de produire de façon autonome un article dans un format très marqué (compte rendu d'une rencontre sportive, synthèse d'informations destinée à l'analyse financière, article d'alerte lors d'une catastrophe naturelle...). En 2014, le *Los Angeles Times* est le premier à publier un article automatisé sans intervention humaine durant la phase de rédaction Ces robots-journalistes peuvent traiter des masses importantes de données et les traduire rapidement en plusieurs langues. Ils ne vont pas remplacer les journalistes, puisqu'ils sont incapables de contextualiser une information ou de l'expliquer.
– Le robot *advisor*[24] est un type de conseiller en gestion de patrimoine automatisé qui assure la gestion de portefeuilles en ligne avec une faible intervention humaine. Selon le mode de gestion, conseil ou délégation, le robot pourra gérer le portefeuille du client en toute autonomie ou bien se limiter à fournir des conseils.

Parmi les robots incarnés, on peut évoquer :

– Les robots industriels ou manipulateurs développés pour intervenir dans des zones à risques (catastrophe nucléaire, climatique) et dans les productions à la chaîne. Ils servent notamment dans le maniement d'objets lourds et le petit assemblage de précision. Les applications typiques de ces robots en industrie sont le soudage, la peinture, la manipulation, l'assemblage et l'inspection. Des robots agricoles sont en cours de développement pour trier les mauvaises herbes, pour cueillir des fraises ou traire les vaches. Aujourd'hui, on parle de «*cobotique*[25]» (*collaborative robotics*), qui se caractérise par l'interaction directe ou à distance entre un opérateur humain et un système robotique.
– Les robots-explorateurs travaillent dans de nouveaux environnements inaccessibles aux humains (fonds marins, espace, milieux radioactifs).

– Les robots de santé (les robots soigneurs, diagnostiques, assistants et thérapeutes) peuvent assister une intervention chirurgicale, prendre en charge ou suivre à distance des personnes âgées dépendantes, permettre de soulager les aidants. Parmi les technologies les plus marquantes, on peut voir ces dernières années dans les laboratoires l'apparition d'exosquelettes, double robotique du corps humain, qui se superposent au patient comme une carapace et dont l'objectif est de démultiplier les forces physiques. On voit également l'utilisation de nano-sphères capables de détecter des tumeurs ou des infections et de transporter des substances thérapeutiques actives à travers l'organisme, en ciblant précisément l'endroit de leur délivrance.
– Les robots militaires (tel que BigDog, développé par Boston Dynamics) sont conçus dans le but de réaliser des missions[26]. La majorité d'entre eux nécessitent un contrôle permanent de la part des humains. Certains sont partiellement indépendants, capables de prendre eux-mêmes des décisions stratégiques. Le robot SYRANO est le premier robot opérationnel de l'armée française. Mis en place en 1994, il permet de récolter des informations dans les zones de combat, principalement dans les zones urbaines. Il peut se déplacer à une vitesse approchant les 40 km/h et son rayon d'action est de 10 km.
– Les robots utilitaires (robots aspirateurs, tondeuses, nettoyeurs de vitre, laveurs de piscine) représentent 90 % du marché actuel de la robotique de service personnelle. Des robots de tri sont utilisés dans des bibliothèques françaises. À la bibliothèque Alexis de Tocqueville de la ville de Caen, ces robots sont visibles à travers des vitres au rez-de-chaussée. Ils permettent de trier les livres équipés d'une puce déposés directement par les utilisateurs dans une borne extérieure.
– Les robots jouets représentent 70 % de la part de marché dans le secteur du divertissement en France[27]. Les robots chiens, chats et dinosaures de la marque Zoomer se déplacent

en toute autonomie, reproduisent des mouvements naturels et réagissent avec autrui à l'aide de commandes vocales enregistrées, comme le Toy-Con 02 Kit Robot.

– Les robots éducatifs[28] font partie du plan pour le numérique à l'école pour aborder des notions d'informatique et sensibiliser les élèves à la programmation. De nombreux kits robotiques (Thymio, Inria) de construction et de programmation sont aujourd'hui disponibles et adaptés à différents niveaux scolaires, de la maternelle à l'enseignement supérieur.

– Les robots sexuels ou *love-bots* ont le vent en poupe, tels HARMONY[29], qui « *sourit, cligne des yeux et fronce les sourcils, peut tenir une conversation, raconter des blagues, citer Shakespeare, se souvenir de votre anniversaire [...] et bien sûr avoir une relation sexuelle avec vous dès que vous le souhaitez*[30] ».

– Les robots de téléprésence sont en général équipés d'un écran avec des caméras haute définition et montés sur des roulettes. Ils peuvent être utilisés dans différentes situations comme le télétravail, les formations à distance, l'évènementiel, dans le domaine de la santé et aussi dans la vie privée. Par exemple, depuis 2016, par l'Institut d'hématologie et d'oncologie pédiatrique de Lyon met un robot de téléprésence à disposition des enfants atteints du cancer : VIK-e (*Victory in Innovation for Kids-electronic*), un robot commercialisé par la société Bristol-Myers Squibb. L'enfant hospitalisé le dirige à distance depuis sa chambre grâce à la caméra d'un ordinateur portable, qui se trouve à son domicile, dans sa classe ou un autre lieu de son environnement quotidien. À l'autre bout, sur l'écran du robot, son visage apparaît et ses proches peuvent interagir avec lui. Une étude pluridisciplinaire de suivi de cette expérience se conclut sur trois recommandations : « *ne pas proposer cette solution dès le début de l'hospitalisation, préparer en amont la fratrie (surtout les plus petits), et encourager le lien direct entre l'enfant et le ou les parents autorisés à être présent(s) dans la chambre pendant la durée de l'isolement*[31]. »

– Les robots dits sociaux ou *socio-bots* sont qualifiés d'émotionnels ou d'affectifs (robotique affective) lorsqu'ils sont susceptibles de manifester un état par des expressions faciales, des gestes, une posture ou des paroles ; ainsi que d'en susciter chez les humains. Le terme est né en 1997 aux États-Unis, inventé par Rosalind Picard, chercheuse au Massachusetts Institute of Technology (MIT). Elle se base sur l'informatique dite affective : c'est la science de la reconnaissance, de l'interprétation et de la simulation des émotions par la machine.

Les robots bipèdes sont ainsi capables de reproduire des attitudes et de participer à des interactions. NAO[32] est un robot humanoïde, de 58 cm et 5,3 kg, créé en 2006. Il peut se lever, s'asseoir, se relever, jouer, percevoir son environnement, se repérer, entendre, discuter et parler plusieurs langues. Il comporte une multitude de capteurs, de caméras, de microphones, de moteurs et de logiciels. Son « petit frère humanoïde » PEPPER[33], créé en 2014, est capable de reconnaître les principales émotions humaines et d'adapter son comportement en fonction de celles-ci. Il peut analyser les expressions faciales et les tonalités de voix en utilisant la reconnaissance vocale et émotionnelle. Il peut également interpréter l'intonation de la voix, les champs lexicaux employés et la communication non verbale. Il est utilisé principalement comme agent d'accueil dans les magasins, les gares et les hôpitaux. À l'automne 2016, le robot NAO est intégré au service pédiatrique de l'hôpital d'Évreux, en Normandie. Ici, NAO est baptisé OSCAR. Il favorise l'interaction avec les enfants hospitalisés et les aide à mieux gérer leurs angoisses et la douleur. Il joue avec ces jeunes patients pour aider le personnel médical à réaliser certains gestes délicats. On compte aussi des robots à corporéité animale comme PARO, qui s'adresse aux personnes ayant des troubles du comportement et de la communication que nous allons étudier, ou LAÖ, un koala-robot thérapeutique au service des personnes âgées ou des malades d'Alzheimer.

Pour chacun de ces robots précédemment cités, la forme diffère et est adaptée à l'accomplissement de la tâche. N'oublions pas que le robot industriel évolue dans un milieu conçu et organisé pour l'efficacité, alors que la robotique dite sociale intervient dans un environnement humain beaucoup plus complexe.

Perceptions différentes des robots

Qu'en est-il ailleurs ? La situation française est-elle la même dans d'autres pays ?

Au Japon, il existe une forte tradition d'automates à l'apparence humaine. C'est là-bas que les premiers robots chiens de compagnie sont apparus et se sont largement répandus. Au Japon, tout ce qui est animé a une âme. La relation à la machine est donc très différente de celle que l'on connaît en Occident. L'innovation la plus importante concerne les exosquelettes. Le Fujita Health University Hospital fait appel à ces exosquelettes, un robot de marche assistée qui utilise un écran pour contrôler la qualité de la marche et la répartition du poids du corps, sous la surveillance indispensable des auxiliaires médicaux.

En Corée du Sud, des robots sont utilisés dans les écoles depuis 2010. Lors des 23e Jeux olympiques d'hiver de PyeongChang en 2018, HUBO, un robot humanoïde développé par l'Institut supérieur coréen des sciences et des technologies (KAIST), a porté, durant un peu plus de 150 mètres, la flamme olympique.

En Chine, on réfléchit à une main-d'œuvre robotique (restauration, usines, temple) soutenue par un plan massif de robotisation. En novembre 2017, un robot a obtenu son diplôme de médecine en seulement 60 minutes, alors que dix heures sont accordées aux candidats. Le robot a également obtenu un résultat de 456 points, soit 96 points de plus que la note minimale pour être reçu.

Aux États-Unis, la dimension chirurgicale, agricole et militaire est plus importante. Quelques hôtels américains (Boston, Buffalo, Los Angeles, New York, Las Vegas) accueillent des robots-majordomes qui s'occupent des livraisons en interne. Les investissements se portent massivement sur le développement des robots militaires (BigDog de Boston Dynamics appartenant à Hyundai que la publicité fait danser sur une vidéo virale alors qu'il s'agit d'un robot tueur).

En Russie, Kalachnikov, le plus grand fabricant d'armes du pays, a créé un robot de sept tonnes appelé SORATNIK. Ce robot entre dans une tradition russe en robotique militaire née de la conquête spatiale. En avril 2018, une start-up russe a développé un robot nommé VERA, déjà adopté depuis 2016 par de nombreuses multinationales dans différents secteurs d'activité (Ikea, L'Oréal, Pepsi). Cette machine endosse le rôle d'assistant lors des processus de recrutement et sélectionne des candidats en vue d'une embauche.

Au Brésil, on opte pour des robots footballeurs, des robots chargés d'assurer la sécurité des supporters lors de la Coupe de monde de football de 2014, des robots « mannequins », des robots multiservices (FURO) et des robots anticorruption.

En Afrique, les robots sont surtout utilitaires et éducatifs, *made in Africa*. Au Congo, depuis 2013, un robot alimenté par panneaux solaires fait la circulation. Il est placé sur plusieurs carrefours congestionnés de la capitale congolaise. Son objectif est de fluidifier le trafic et surtout de limiter les conflits avec les conducteurs qui s'estiment souvent lésés par les agents de la circulation.

En Australie, on préfère une robotique de service (robots-facteurs employés de l'Australia Post) et agricole (robots pour surveiller du bétail, robots de désherbage). Une réserve naturelle a mis en place en 2016 des robots tueurs de chats (FELIXER) pour sauver les perruches. Ces robots statiques sont équipés de lasers et projettent un poison quand ils repèrent un chat. En juin 2017 a débuté le test d'un robot-berger. Le robot est équipé de capteurs de vision et de capteurs thermiques permettant de détecter l'évolution du comportement et de la température de chaque animal en temps réel. Il peut également surveiller la qualité de la pâture pour que le bétail ait toujours de quoi se nourrir.

En Arabie Saoudite, depuis 2017, SOPHIA, un robot humanoïde conçu par l'entreprise Hanson Robotics a obtenu la citoyenneté. C'est un robot à apparence humaine et au visage ressemblant à l'actrice Audrey Hepburn, capable d'exécuter 62 expressions faciales et qui comporte des caméras dans les yeux, ce qui lui permet de suivre le regard de ses interlocuteurs et de les reconnaître quand elle les a déjà vus. Grâce à un logiciel de reconnaissance vocale et de conversation, elle parle et répond aux questions. SOPHIA[34] utilise le langage de façon «scriptée» (réponse écrite à l'avance, humour pré-écrit) et ressemble étrangement aux créatures artificielles de l'artiste France Cadet.

En Suisse, de nombreux projets de recherche (robots symbiotiques, drones sauveteurs, robots-compagnons, robots-soigneurs) et de start-up émergent dans le domaine des exosquelettes. Le pôle national de recherche sur la robotique (PRN Robotique) soutient des projets dans deux autres domaines en particulier : la formation et les missions de secours, notamment environnementales.

L'Europe hésite entre deux modèles : robots plutôt humanoïdes (NAO, PEPPER) ou plutôt collaboratifs (robots médicaux, robots de téléprésence, robots d'aide à la personne). Ici, les robots à corporéité animale sont privilégiés. Dans les pays nordiques, ceux qui prédominent sont les robots industriels collaboratifs, les robots-compagnons, les robots dits sociaux, les robots-explorateurs ainsi que les robots sexuels. C'est notamment la société Eelume qui vient de concevoir un robot serpent dans l'objectif d'explorer les profondeurs des océans. Au Danemark, les robots constituent aujourd'hui les éléments de l'automatisation industrielle. Le Parlement européen s'intéresse à la création d'une personnalité juridique pour les robots et prévoit de réglementer leur impact sur la société, l'économie et l'emploi.

Ce rapide survol mondial relève que chaque pays a et véhicule une vision, une forme (design, design sonore) et un usage particulier de la robotique faisant écho à sa propre culture, histoire, géopolitique et sa façon d'être au monde. Il n'y a pas un robot mais bien des robots, et il n'y a pas une relation homme-robot mais il y a bien des relations hommes-robots.

Notes

1. Pierre Legendre, *L'inestimable objet de transmission*, Fayard, 2004.

2. Philippe Coiffet distingue deux catégories de capteurs « *[...] les capteurs internes, qui renseignent sur l'état du "corps" et correspondent aux différents organes sensoriels internes de l'homme ; et les capteurs extéroceptifs ou externes, qui donnent des informations sur l'environnement et correspondent aux cinq sens chez l'homme ; – de moteurs (actuateurs), qui s'apparentent aux muscles animant les articulations chez l'homme.* » Philippe Coiffet, « De l'avènement des robots au risque de la robotisation de l'humain », *Robots, de nouveaux partenaires de soins psychiques*, Érès, 2018, p. 25.

3. Pierre-Yves Oudeyer, *Des ordinateurs aux robots : les machines en informatique*, 2016. `https://hal.inria.fr/hal-01404432/document`.

4. Jean-Paul Laumond, « La robotique », *Annales des Mines – Réalités industrielles*, 2016/4, p. 43-46.

5. Chantal Legay, *Les robots. Une histoire de la robotique*, IMHO, 2005. Chantal Spillemaecker (dir.), *Vaucanson et l'homme artificiel : des automates aux robots*, Presses universitaires de Grenoble, 2010. Elly Rachel Truitt, *Medieval Robots: Mechanism, Magic, Nature, and Art*, University of Pennsylvania Press, 2015. CNAM (exposition de 2013), « Lorsque l'androïde paraît... », `http://robots.arts-et-metiers.net/lexposition/robot-dou-viens-tu/lorsque-landroide-parait.html`.

6. Pour les besoins de ses intrigues, Isaac Asimov a inventé les lois de la robotique, au nombre de trois : « *Un robot ne peut porter atteinte à un être humain ni, restant passif, laisser cet être humain exposé au danger* », « *Un robot doit obéir aux ordres donnés par les êtres humains, sauf si de tels ordres entrent en contradiction avec la première loi* » et « *Un robot doit protéger son existence dans la mesure où cette protection n'entre pas en contradiction avec la première ou la deuxième loi* ».
7. Lors de ce colloque, John McCarthy (professeur de mathématiques au Dartmouth College), Martin Minsky (mathématicien à Harvard), Claude Shannon (mathématicien et théoricien de l'information aux Bell Labs), Allen Newell (RAND Corporation) et Herbert Simon (économiste de la Carnegie Mellon University et prix Nobel en 1978) souhaitent étudier la faisabilité de programmes informatiques intelligents.
8. Denis Vidal, « Vers un nouveau pacte anthropomorphique ! », *Gradhiva*, 2015. https://journals.openedition.org/gradhiva/2319.
9. Stan Gibilisco, *Concise Encyclopedia of Robotics*, McGraw Hill, 2003.
10. Rodolphe Gelin & Olivier Guilhem, *Le robot est-il l'avenir de l'homme ?*, La Documentation française, 2016.
11. Masahiro Mori, *The Uncanny Valley*, 1970.
12. Cette théorie est maintenant source de controverse, cf. cet article : Lydia Ben Ytzhak, « Petit détour par la vallée de l'étrange », *CNRS Journal*, février 2016. https://lejournal.cnrs.fr/articles/petit-detour-par-la-vallee-de-letrange.
13. Alain Goudey & Gaël Bonnin, « Un objet intelligent doit-il avoir l'air humain ? Étude de l'impact de l'anthropomorphisme d'un robot compagnon sur son acceptation », *Recherche et Applications en Marketing*, 31(2), 2016, p. 3-22.
14. Carole Adam et al., *Acceptabilité d'un robot compagnon dans les situations de la vie quotidienne*, mai 2013. https://www.researchgate.net/publication/278769044_Etude_de_l%27acceptabilite_d%27un_robot_moqueur#read.

15. Friederike Eyssel & Dieta Kuchenbrandt, «Social categorization of social robots: Anthropomorphism as a function of robot group membership», *British Journal of Social Psychology*, 51/4, 2012, p. 724-731.
16. Joffrey Becker, «Pour un robot qui n'imite pas l'humain, mais le théâtralise», *France Culture*, octobre 2017. https://www.franceculture.fr/emissions/matieres-a-penser-avec-serge-tisseron/pour-un-robot-qui-nimite-pas-lhumain-mais-le-theatralise.
17. Serge Tisseron, «De l'animal numérique au robot de compagnie : quel avenir pour l'intersubjectivité?», *Revue française de psychanalyse*, 2011/1 (vol. 75), p. 149-159. https://www.cairn.info/revue-francaise-de-psychanalyse-2011-1-page-149.html.
18. Rodolphe Gelin & Olivier Guilhem, *op.cit.*
19. Jean-Paul Laumond, *La robotique : une récidive d'Héphaïstos*, Collège de France, «Leçons inaugurales», n°224, 2012, https://www.college-de-france.fr/site/jean-paul-laumond/inaugural-lecture-2012-01-19-18h00.htm.
20. Laurence Devillers, «Comment l'homme va-t-il co-évoluer avec le robot», *L'Usine nouvelle*, 2017. https://www.usinenouvelle.com/article/comment-l-homme-va-t-il-co-evoluer-avec-le-robot.N558103.
21. Nicolas Santolaria, «Interfaces vocales : attention, dangers!», *INA*, décembre 2017. https://larevuedesmedias.ina.fr/interfaces-vocales-attention-dangers.
22. Nicolas Santolaria, «Mais qui es-tu au juste, Siri?», *Usbek & Rica*, 2016. https://usbeketrica.com/article/mais-qui-es-tu-au-juste-siri.
23. Thierry Berthier, «Journalisme automatisé : algorédacteurs et métajournalistes», *Huffpost*, 2015. https://www.huffingtonpost.fr/thierry-berthier/journalisme-automatise-algoredacteurs-metajournalisme_b_6969752.html.
24. Édouard Lederer, «Les robots sont-ils de bons conseillers financiers?», *Les Échos*, 2015. https://www.lesechos.fr/2015/07/les-robots-sont-ils-de-bons-conseillers-financiers-268575.
25. Michel Devy, «La cobotique : des robots industriels aux robots assistants, coopérants et co-opérateurs», *Annales des Mines -*

Réalités industrielles, février 2012, n° 1, 2012, p. 76-85.

26. Les pompiers de Paris ont intégré en 2017 un robot baptisé Colossus. Ce robot a été créé par la société rochelaise Shark Robotics. Il est équipé d'un canon à eau motorisé, pilotable à distance et peut s'aventurer dans les zones dangereuses. Entièrement en aluminium, il peut être équipé d'un blindage supplémentaire. Il embarque deux moteurs de 4 000 watts chacun. Il est aussi équipé de chenilles qui lui permettent de se déplacer sur les terrains les plus chaotiques. Son plateau modulable lui permet de transporter un brancard pour évacuer des victimes.

27. « 31 millions de robots domestiques vendus entre 2016 et 2019 », *Neomag*, 2017. https://www.neomag.fr/article/6138/31-millions-de-robots-domestiques-vendus-entre-2016-et-2019.

28. En France, de nombreux kits robotiques de construction et de programmation sont aujourd'hui disponibles et adaptés à différents niveaux scolaires, de la maternelle à l'enseignement supérieur. Ces kits peuvent également être utilisés lors des temps d'activités périscolaires (TAPs) ou à l'occasion de stages proposés notamment par les centres de loisirs. Voir : https://www.reseau-canope.fr/agence-des-usages/apprentissage-par-la-robotique-et-temps-extrascolaire.html.

29. En 2017, la société RealBotix, branche de la société Abyss Creations, annonçait la commercialisation de son robot sexuel féminin HARMONY. Cette même société annonce l'arrivée de Henry, un robot sexuel masculin destiné aux femmes.

30. Annabelle Laurent, « Les robots sexuels posent (déjà) de nombreux problèmes éthiques », *Usbek & Rica*, 2017. https://usbeketrica.com/article/robots-sexuels-etude.

31. Communiqué de presse de l'Institut d'hématologie et d'oncologie pédiatrique de Lyon, http://www.ihope.fr/wp-content/medias/2019/02/2019-02-CP-VIKe_etudes-robot-lien-social.pdf.

32. NAO et PEPPER sont conçus et fabriqués par la société française Aldebaran, rachetée en 2012 par la société japonaise de télécommunications Softbank (maintenant Softbank Robotics).

33. Parmi cette fratrie robotique, il ne faut pas oublier ROMÉO (2009-2012). C'est un robot humanoïde de 140 cm (40 kg,

150 capteurs, 40 articulations). C'est une plateforme de recherche destinée à explorer et approfondir les solutions sur l'assistance aux personnes âgées ou en perte d'autonomie.

34. Cécile Dolbeau-Bandin & Carsten Wilhelm, «Comment apprivoiser son public avec un robot dit social?», *Communication, technologies et développement*, 10, 2021, https://journals.openedition.org/ctd/5790.

II.
PARO, quel genre de robot es-tu ?

PARO est un robot dit social présent en France depuis 2006 dans des établissements de santé spécialisés dans le traitement de la maladie d'Alzheimer (MA). Il ne se résume pas à une simple peluche blanche interactive, c'est un robot dit social ou émotionnel (robotique affective).

Portrait du PARO, le robot dit social

Le nom de PARO vient de *personal robot*. Il est développé au Japon par le laboratoire AIST depuis 1993 sous la direction du docteur Takanori Shibata. Dans cet ouvrage, nous sommes allés enquêter sur la neuvième génération de ce robot. Dans un commentaire, Philippe Coiffet revenait sur les débuts du PARO :

« *Quand mon copain et collègue Shibata inventa* PARO, *ce robot n'était qu'à but ludique (tout comme une des utilisations du robot* AIBO *de Sony). Comme ça ne marchait pas très fort et que le prototype était plus que limité en performances, il s'attira plutôt des moqueries de la direction du labo ETL à Tsukuba (ce qui se répercuta sur son avancement). Il eut alors l'idée de le tester dans un hôpital accueillant des enfants malades où il connaissait un médecin, mais juste pour distraire ces enfants. C'est là qu'il a constaté trois choses : 1) les enfants étaient intéressés ; 2) l'encadrement hospitalier aussi par curiosité ; 3)* PARO *devait être amélioré : en particulier, le côté tactile apparaissait comme un élément majeur de l'interaction, associé aux mobilités du robot. Je pense que c'était dans les années 1990-1995. Et puis, juste après, tout le monde oublia* PARO *car les robots humanoïdes de Honda apparurent fin 1996 et focalisèrent l'attention. Shibata continua son travail tout seul avec un ou deux thésards. Et le plus merveilleux c'est qu'il a réussi à s'en sortir*[1]. »

PARO est un robot dit social ou émotionnel en forme de bébé phoque harpé du Groenland (un blanchon) qui interagit avec autrui. Le choix du phoque a été fait pour inspirer confiance, à travers ce qui est pensé comme des caractéristiques de la bienveillance. Il est fabriqué artisanalement (à la main). Chaque PARO est unique.

PARO est recouvert d'une fourrure bactéricide, synthétique, hypoallergénique, antibactérienne et peu salissante. Il pèse 2,5 kg et mesure 57 centimètres. Il est disponible en deux couleurs (blanc et jaune doré). Le son de sa voix est issu d'un enregistrement de bébé phoque et sa tête est en polycarbonate. Il grogne (sorte de « lamentations plaintives »), bêle et rugit comme un vrai bébé phoque. Ce phoque interactif émotionnel, outil d'approche non médicamenteuse, est un robot stationnaire (robot non-holonome, c'est-à-dire qu'il ne se déplace pas).

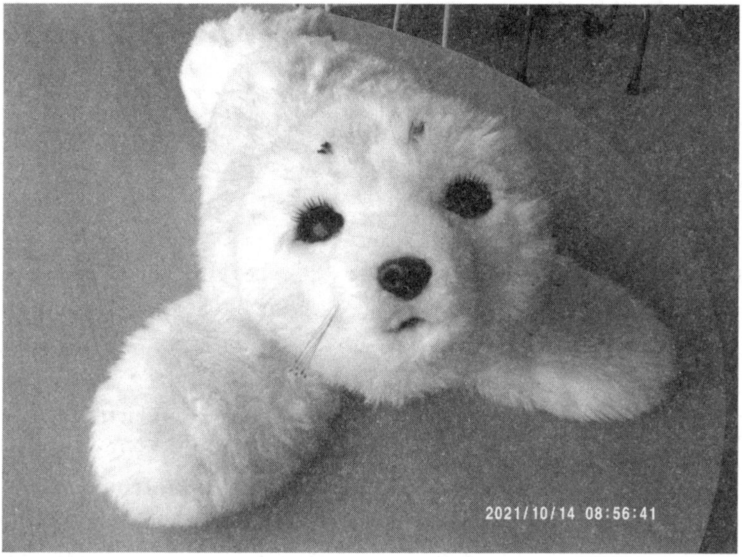

Figure 1. Chargé et nettoyé, le robot PARO prêt à l'emploi.

5000 PARO aident résidents et patients dans des établissements de soins de 30 pays. En Europe, PARO est fortement présent dans les pays scandinaves (plus de 300), en Allemagne (plus de 100), ainsi qu'en Italie et en Suisse. En France, un Ehpad a accueilli le premier PARO en juillet 2014. À ce jour, plus de 70 établissements l'utilisent. En 2016, on a recensé une quarantaine d'Ehpad et de centres hospitaliers utilisant PARO. Son prix est de 5600 euros et sa durée de vie de 10 ans.

Il fonctionne à l'électricité. La durée d'utilisation de la batterie est de 5 à 8 heures et son temps de recharge de 2 à 3 heures. PARO appelle trois fois quand son niveau de charge est faible. Il y a une possibilité d'utilisation même si la batterie n'est pas chargée mais il faut éteindre PARO lorsqu'il n'est pas utilisé.

Aux États-Unis, PARO a obtenu la Certification FDA de robot thérapeutique en 2009. En France, il possède la norme CE jouet. Ce décret de septembre 1989 exige, sur tous les jouets vendus en Europe, l'apposition du marquage CE. Mais cette mention n'apporte qu'une garantie relative puisque la conformité aux normes légales est sous la seule responsabilité du fabricant, sans recours obligatoire à un laboratoire d'évaluation indépendant. La norme relative aux dispositifs médicaux est en travaux. C'est la CE 93/142 CEE[2], rédigée par le conseil de l'Union européenne, qui définit des objectifs communs pour les États membres. Elle est relative aux dispositifs médicaux (DM) et applicable par tous les États membres de l'Union, et précise les rôles et obligations des différents acteurs du DM. C'est une norme qui vise à assurer la libre circulation de dispositifs médicaux sûrs et efficaces. La définition du dispositif médical est commune à l'ensemble des États membres de l'Union européenne (article premier de la directive DM). Pour les DM de classe 1, il s'agit d'une autocertification par le fabricant qui s'appuie sur des règles de classification. Cela lui permet d'apposer le marquage CE sur son dispositif[3]. Depuis le printemps 2021, PARO est considéré comme un dispositif médical de classe 1.

L'apparence et les traits de ce robot phoque interactif inspirent confiance à travers une certaine innocence, alors que des animaux domestiques peuvent, pour certains, être rattachés à des risques de griffure ou de morsure, et être une source potentielle d'anxiété (comparaisons anxiogènes entre le réel et l'automate). Un phoque comme PARO amène au contraire la curiosité et stimule l'éveil des enfants comme des personnes âgées grâce à sa forme réconfortante. Peu de personnes sont familières avec la démarche des phoques et leurs caractéristiques physiques. Pour favoriser le contact visuel avec son interlocuteur et l'intérêt, certains des traits sont modifiés : les yeux (élément central de communication) sont agrandis, la bouche a été affinée pour être moins agressive et la tête a été arrondie. Ses mouvements sont de faible amplitude et non agressifs pour renforcer son « capital confiance » et son « potentiel vecteur communication[4] ».

PARO est équipé de sept moteurs, qui lui permettent de bouger la tête (haut, bas, droite, gauche). Une tête renforcée en polycarbonate (utilisé pour les vitres pare-balles) afin d'assurer un niveau de robustesse en adéquation avec son environnement d'utilisation. Il peut cligner des yeux, remuer la queue et actionner ses deux nageoires latérales.

PARO comporte une douzaine de capteurs (toucher, positionnement, lumière) et trois microphones (détection de la provenance du son par triangulation) :

– capteur visuel : PARO peut distinguer les intensités lumineuses et les flashes de lumière ;
– capteur sonore : PARO reconnaît les mots de salutation et de flatterie et peut apprendre son propre nom. Il peut également reconnaître la provenance des sons ;
– capteur de position : PARO peut reconnaître s'il est tenu et la position de son corps ;
– capteur-microphone : PARO peut émettre des sons lorsqu'il est caressé, frappé ou appelé par son nom ;
– capteur de mouvement : PARO peut exprimer ses sentiments en bougeant sa tête, ses nageoires, avant et arrière, et en ouvrant et fermant ses yeux. Lorsqu'un usager interfère avec les mouvements du PARO, il tremble. Cette réponse est normale et protège ses articulations ; ces capteurs se situent sur la tête, le dos et les nageoires (avant/arrière, menton et moustaches) : quand on touche ces endroits, PARO réagit ;
– capteur de température : PARO s'arrête de bouger s'il a été actif pendant une durée prolongée ou dans un environnement à forte chaleur car il n'aime pas avoir chaud.

Dans le manuel d'utilisation, on peut lire ceci : « PARO *est équipé de capteurs visuels, auditifs et tactiles, et a la possibilité de bouger de manière autonome.* PARO *peut également reconnaître les particularités de son environnement. Par exemple,* PARO *peut reconnaître une source de lumière, apprendre son nom, reconnaître des mots usuels de salut et d'amitié, et ressent lorsqu'il est caressé ou tapé trop fortement, ou simplement tenu par une personne.»*

Ces capteurs renvoient des informations sur l'interaction avec un individu à un algorithme spécifique. Cet algorithme adapte en conséquence les mouvements et l'intonation du PARO, ce qui permet d'adapter ces interactions (réaction, mouvement...) en fonction de son usager et peut favoriser la stimulation cognitive. PARO est un robot autonome et peut interagir en communiquant de réelles émotions, telles la surprise et la joie. Il exprime ses sentiments, en fermant ou en ouvrant ses yeux, et en bougeant sa tête et ses nageoires il répond bien aux trois capacités fondamentales qui définissent un robot et il fait partie de la robotique dite sociale ou émotionnelle.

Réactions types du PARO

PARO réagit à la voix quand on l'appelle ou lui parle, au toucher quand on le caresse ou le touche, quand on le déplace, le prend dans ses bras et quand on le heurte, qu'on le tape, ou que l'on tire ses moustaches. Il dépend de la présence d'un interlocuteur et s'anime lors d'un contact tactile ou verbal (il émet des sons lorsque quelqu'un entre en contact avec lui) : mouvements de tête, de queue, clignement des yeux, émission de bruits semblables à ceux d'un bébé phoque. Si on le caresse, il grogne gentiment. Si on le frappe, il proteste, ou plus exactement, il crie. Il est capable de mémoriser le nom qu'on lui donne, d'apprécier les remerciements et les félicitations.

Il n'agit ou ne prend vie que lorsqu'il entre en contact avec un interlocuteur. C'est une sorte de dynamique affective, ou plus exactement, une fonction phatique. Il réagit au contact direct par une action qui va induire une réaction appropriée. C'est bien un effet de présence sur l'autre. S'il n'a pas d'interlocuteur, PARO n'a pas de relation au monde (avec d'autres objets).

PARO peut exprimer de nombreuses réactions. Il est non seulement capable de faire percevoir les choses qu'il apprécie et celles qu'il n'apprécie pas, mais il réagit également à la voix et à la façon dont on le serre : tant qu'il n'a pas trouvé sa place ou ressenti des choses positives, il continuera de bouger. Il est aussi capable de se blottir contre les personnes qui le caressent assez longtemps, à la manière d'un chat. Celui qui porte PARO peut ressentir des vibrations, des mouvements à l'intérieur de lui qui peuvent être associées au ronronnement du chat.

La formation à PARO

Lors d'une formation à l'usage du PARO dans des institutions médicales, nous constatons qu'il s'utilise et s'approprie facilement. La société Inno3Med qui le commercialise en France propose une formation de trois heures à sa livraison. Sur le site de cette société, on peut lire : « *PARO n'est pas un jouet, doit être considéré comme un dispositif à part entière dans le parcours de soins du malade Alzheimer, et doit faire l'objet d'une utilisation professionnelle et encadrée afin de pouvoir améliorer au mieux la qualité de vie des malades. Que cela soit en établissement de santé ou à travers une aide à domicile, chaque PARO est fourni obligatoirement avec une formation certifiante, qui comprend le mode de fonctionnement du PARO, ses indications, et les règles d'hygiène liées à son utilisation.* »

J'ai interrogé Cédric Maizières, le dirigeant d'Inno3-Med, lors de cette formation. Il débute la formation par un mot de bienvenue : « *Il n'y a pas de protocole fixe, ni de règles fixes, concernant l'usage du PARO, c'est à l'établissement de le faire. C'est à l'équipe de réfléchir à un projet d'établissement en interne. Par exemple, quand un patient refuse PARO, on bloque, on n'impose pas. Au préalable, vous pouvez le tester pendant 8 jours. Il n'y a pas de règles : c'est à vous de motiver, de porter un projet en interne. Nous n'avons que des retours positifs concernant PARO. [...] Une ou des réunions peuvent être organisées pour présenter le robot et ses fonctionnalités, ses effets, son utilisation, afin de familiariser tous les membres du personnel à* PARO *et lister les problématiques spécifiques à l'établissement (par exemple : déambulation, refus de soins, angoisse, etc.) ainsi que les besoins.* »

L'animatrice-référente prend la suite et présente PARO, qui est posé sur la table, à l'aide d'un diaporama : Qui est PARO ?; La communauté PARO; L'histoire du petit phoque; PARO, phoque émotionnel interactif; Pourquoi un petit phoque ?, Fonctionnalités et technologie; Comment PARO fonctionne-t-il ?; Descriptif technique du PARO; À l'intérieur du PARO. Elle montre ensuite une vidéo et poursuit par quelques retours d'expérience :

« *Les résultats sont spectaculaires. Des résidents qui pouvaient rester silencieux durant des jours se sont mis à parler.* » (directrice d'Ehpad, Villa du Tertre)

« *Quelques jours ont suffi aux professionnels pour constater combien* PARO *pouvait leur être utile pour rétablir le contact avec des résidents mutiques, calmer une angoisse, faire naître un sourire sur un visage jusque-là fermé.* » (directrice d'Ehpad Résidence du Parc).

« *Il [*PARO*] va bien, il se laisse cajoler par les mains tremblantes des résidents, se laisse serrer contre le cœur des résidents angoissés et aussitôt apporte réconfort et chaleur ! Notre personnel l'utilise régulièrement, notamment dans le service de l'unité Alzheimer. C'est un bon produit, qui ne remplace nullement l'humain, mais qui complète une présence de manière différente. Je suis vraiment contente de m'être laissée séduire par cette nouvelle approche au vu des résultats auprès de nos résidents.* » (directrice d'Ehpad, Home de Préville (57), retour après un an d'utilisation du PARO)[5].

L'animatrice répertorie les usages de base et explique : « *Il n'y a pas un temps moyen pour l'utiliser ni de mauvaises façons. [...] Il ne faut pas avoir trop d'attentes avec* PARO. *Il faut l'utiliser au feeling. Le personnel soignant peut avoir besoin d'un temps d'adaptation, comme les résidents ou les patients.* »

Elle cite les études des effets positifs du PARO sur les patients et décrit une journée type : « *On peut l'utiliser lors de difficultés relationnelles comme un médiateur ou dans la salle à manger lors d'une ambiance agréable. PARO est un outil et non un substitut à l'accompagnement humain. Il faut l'intégrer et le présenter dans un lieu connu, avec le personnel soignant habituel, afin de ne pas multiplier les situations de nouveautés. L'installation du PARO doit permettre à tous les participants de facilement le voir et le toucher.* »

Une psychologue l'interpelle et lui explique qu'il n'a pas fonctionné sur une patiente anxieuse. Elle lui répond calmement que ça peut se produire, qu'il ne faut pas insister et lui propose des exemples. Elle insiste sur ce point à plusieurs reprises : « *Il faut travailler la présentation du PARO. Vous pouvez aussi lui donner un nom avec deux syllabes.* »

Elle présente le fonctionnement du PARO à l'aide d'un schéma et explique bien que c'est un robot et que sous son pelage blanc se cache un squelette métallique. Elle montre le guide d'utilisation au quotidien et explique les restrictions d'utilisation et les consignes de sécurité (ne pas le placer au soleil ou à proximité d'une source de chaleur, ne pas le mouiller...) à l'aide d'une diapositive qui synthétise toutes les bonnes pratiques (et les contre-indications). Elle rappelle qu'il est fourni avec un livret d'une trentaine de pages, une batterie, une brosse et des produits d'entretien. Elle fait un essai avec eux pour « allumer et éteindre » PARO, montre comment utiliser la batterie et énonce les règles d'hygiène.

L'animatrice-formatrice poursuit sa présentation sur la prise en charge des personnes lors de troubles cognitifs (apathiques), lors de douleurs, de soins (toilette), d'endormissements, de prises de sang... Elle insiste sur ce point : PARO peut favoriser la médiation entre les patients, avec le personnel soignant et les familles.

PARO peut être utilisé en atelier d'animation de groupe ou en session individuelle (il s'intègre dans le parcours de soins de chaque patient, à tout moment de la journée ou de la nuit, si nécessaire). PARO est recommandé pour les personnes qui sont souvent fatiguées ou déprimées, angoissées, agitées, qui déambulent, qui ont des difficultés de contact avec les autres ou qui ont un manque de communication ou de contact affectif.

En revanche, elle explique ceci : « *Nous avons arrêté de l'appeler "robot" car le terme peut avoir une connotation négative, notamment par rapport au remplacement de la main-d'œuvre humaine, et comme cela n'est pas du tout le cas avec* PARO *(au contraire !), nous préférons éviter toute confusion.* »

Depuis juin 2017, Inno3Med met en ligne la plateforme e-formation pour l'usage du PARO réalisée en collaboration avec Marie-Line Carrion-Martinaud, chercheuse doctorante en psychologie. Les objectifs de la plateforme sont de préparer les établissements à l'arrivée du PARO, fournir un support à tout moment pour le personnel soignant qui l'utilise, permettant de se remémorer les bonnes pratiques d'utilisation, et de fournir, pour le nouveau personnel soignant ne le connaissant pas. Cela constitue une base de présentation et de formation pour s'assurer d'une utilisation continue et optimale au sein des établissements gériatriques. L'e-formation contient ces modules : la présentation du PARO, les consignes d'utilisation, les études cliniques, les indications et les effets.

La formation est revue et complétée par des fiches pratiques : « *Les modules de l'e-formation sont plutôt bien acceptés, surtout les fiches pratiques opérationnelles du* PARO *que nous mettons à disposition des établissements pour affichage dans les salles de soin où* PARO *est amené à être utilisé.* » (C. Maizières).

Ces fiches pratiques concernant l'utilisation du PARO donnent des indications : précautions principales d'utilisation du PARO ; comment activer PARO et régler le volume ; comment nettoyer PARO ; comment charger PARO et suivi de l'entretien et de l'utilisation du PARO. Elles peuvent être téléchargées à partir de la page e-formation sur le site internet. Voici, par exemple, la fiche consacrée au nettoyage du PARO :

« Comment nettoyer PARO *:* PARO *se nettoie quotidiennement à l'aide du kit fourni : 1. Éteindre* PARO *avant le nettoyage. 2. Pulvériser la fourrure avec une solution antiseptique diluée type Hexamidine® 1/1 000 (dilution dans l'eau 1/50) ou CYTEAL® (dilution dans l'eau 1/50), tout en évitant la bouche et son contour pour ne pas endommager le mécanisme de chargement. 3. Essuyer avec une serviette; l'utilisation d'une serviette microfibres permet un séchage plus rapide de la fourrure. 4. Si nécessaire, le contour de la bouche du* PARO *peut être nettoyé avec un gant de toilette à usage unique humidifié avec la solution Hexamidine® 1/1 000. Si doute, effectuer le nettoyage quotidien avec de l'Hexamidine® 1/1 000 dilué à 2/50 puis compléter en appliquant sur la fourrure une lingette germicide de type Clinell®. 5. Une fois sèche, brosser la fourrure avec une brosse douce. »* Cinq photographies indiquent comment nettoyer PARO.

Les consignes de sécurité sont expliquées dans le livret fourni avec PARO :

« N'utilisez pas PARO *dans un environnement humide ou poussiéreux, ne le démontez pas ni ne le modifiez, n'utilisez pas* PARO *à proximité d'un foyer de feu, ne dormez pas avec* PARO*, ne recouvrez pas* PARO *avec des vêtements ou autres matériels, ne lavez pas la fourrure avec du détergent, utilisez uniquement l'adaptateur et la batterie fournis, n'utilisez pas et ne laissez pas* PARO *directement sous les rayons du soleil, n'endommagez pas le cordon électrique, assurez-vous de la présence d'un adulte si des enfants utilisent* PARO*. Bien que* PARO *soit équipé d'une protection contre les ondes électromagnétiques, utilisez* PARO *à distance de votre poitrine si vous êtes équipé d'un pacemaker, gardez les moustaches du* PARO *à distance des yeux de l'utilisateur, ne placez pas d'objets lourds sur* PARO*, placez-le uniquement sur des surfaces planes, ne laissez pas des objets fragiles ou dangereux à proximité :* PARO *pourrait être endommagé, éteignez* PARO *lorsque vous voulez le brosser ou le nettoyer, ne laissez pas* PARO *sur des surfaces où il pourrait tomber, faites attention en ouvrant* PARO *au niveau de la fermeture éclair sur son estomac. »*

Cette formation hors-ligne – et en ligne – est indispensable pour l'acceptation et l'usage du PARO dans les institutions gériatriques.

Notes

1. Philippe Coiffet, *Dix questions posées à Philippe Coiffet sur les robots*, Académie des technologies, 2009.
2. Directive 93/42/CEE relative aux Dispositifs Médicaux (2015), http://www.qualitiso.com/directive-93-42-cee-dispositifs-medicaux/.
3. Ministère des solidarités et de la santé (2015), « Les dispositifs médicaux », http://solidarites-sante.gouv.fr/soins-et-maladies/autres-produits-de-sante/article/les-dispositifs-medicaux.
4. Pour cette partie, nous nous basons sur le manuel d'utilisation « Intelligent System Co., Ltd » (2014). Manuel d'utilisation du robot PARO. V9-14EU. Conditions générales de vente 2015 robot PARO, 1-7. http://www.phoque-paro.fr/wp-content/uploads/2017/04/Manuel-utilisation-120417.pdf.
5. Inno3Med (2018), « PARO en France », http://www.phoque-paro.fr/phoque-paro-2/acquerir-paro/.

III.
PARO, quel guérisseur es-tu ?

L'augmentation de la population âgée de plus de 80 ans fait naître des besoins auxquels il faudra répondre, par exemple par les nouvelles technologies dans l'assistance aux personnes âgées fragilisées. Depuis les années 2000, le développement de la recherche en robotique voit naître un domaine appelé « thérapie assistée par robot » ou *robot assisted activity* (RAA).

Sénescence et robots

Il est nécessaire de définir le vieillissement et ses enjeux actuels pour saisir la nécessité d'intégrer les technologies dans la vie quotidienne des personnes âgées et les peurs et les mythes qui peuvent en résulter. Pour pallier les difficultés, et pour des raisons économiques, nous faisons de plus en plus appel aux innovations technologiques. Elles permettent de répondre au manque de personnel et aux exigences en soin toujours plus grandes. Nous sommes en effet confrontés, malgré un allongement de l'espérance de vie en bonne santé, à l'augmentation de la population âgée de 80 ans et plus subissant les effets du vieillissement physiologique non pathologique.

À l'occasion du Salon des Seniors au printemps 2018, le leader français des résidences services seniors Domytis présente les résultats de son premier baromètre réalisé en partenariat avec l'Institut Français des Seniors (IFS) sur les seniors et leur vision de l'avenir. Parmi les domaines analysés, nous comptons la santé, la famille, l'argent, le logement, la vie amoureuse et les technologies. Selon cette étude, plus de la moitié des personnes interrogées utilisent Internet tous les jours, plus de deux heures par jour. Ce chiffre décline très peu avec l'âge puisqu'encore 49 % des 76 ans et plus se connectent plus de deux heures quotidiennement. Parmi les médias sociaux et applications utilisés par les seniors, Facebook est le premier avec 68 % des répondants qui l'utilisent régulièrement, et YouTube arrive en seconde position. Plus d'un senior sur deux utilise Skype et un tiers d'entre eux se servent de WhatsApp pour communiquer avec leurs proches.

Selon une étude menée par les Senioriales[1], résidences et logements pour seniors, le taux d'équipement d'ordinateurs des 60-69 ans est aussi élevé que celui de l'ensemble de la population (76 % contre 80 %). En revanche, cette proportion baisse de près de la moitié en ce qui concerne les plus de 70 ans. Si la quasi-totalité des seniors ont accès à Internet et représentent 24,1 % des internautes français, ils ne sont que 35 % à utiliser un smartphone et 29 % une tablette tactile. Les seniors passent en moyenne 14 heures par semaine sur Internet car ils considèrent que cela leur facilite le quotidien. La majorité des internautes seniors utilisent Internet pour consulter la météo, 66 % pour consulter leurs mails et 62 % pour tout type d'information. Les freins principaux à leur utilisation d'Internet sont la violation des données personnelles, leur manque d'intérêt pour la chose : ils se sentent dépassés ou n'arrivent pas à utiliser leur ordinateur. 43 % des plus de 65 ans sont inscrits sur les médias sociaux. Ils affectionnent particulièrement Facebook, Skype et Twitter. Leurs usages sont les mêmes que pour le reste de la population : ils y sont principalement pour communiquer, se divertir et faire de nouvelles rencontres. 35,6 % des retraités s'y connectent *via* leur *smartphone*.

Selon le sociologue Serge Guérin[2], il n'y a pas un unique profil pour les personnes de plus de 60 ans. Il dresse ainsi une typologie des seniors : des seniors traditionnels ou fragilisés qui s'intéressent aux technologies pour le confort et la sécurité qu'elles leur apportent, aux « boomers bohèmes » qui utilisent le numérique pour satisfaire toutes leurs envies. Il existe de multiples profils de seniors face au numérique (parmi ceux qui l'utilisent ou pas) en fonction de la situation familiale, des choix culturels et sociaux, du lieu de vie et bien évidemment de l'état de santé.

La volonté des seniors de rester à domicile le plus longtemps possible, le désir des aidants de prendre soin de leurs parents, la nécessité pour les collectivités locales de s'occuper d'un plus grand nombre de personnes âgées avec des budgets contraints, la demande des institutions gériatriques pour des solutions réduisant la difficulté des tâches de leurs salariés sont autant d'opportunités de développements de robots : qu'attendent les seniors des robots ? Sont-ils prêts à vivre avec des robots ? Comment les perçoivent-ils ?

L'équipe d'Anne-Sophie Rigaud de l'hôpital Broca à Paris a mené des études sur la façon dont les personnes âgées perçoivent les robots : « *Ce qui ressort, c'est que ces personnes sont effrayées par ce mot "robot" et ont peur que cela les prive de contact humain. Si on leur demande ce qu'ils attendent des robots, ils répondent de l'aide pour réaliser des tâches qu'ils n'arrivent plus à faire eux-mêmes, venir assister leurs aidants, ou leur faire faire des exercices de stimulation cognitive. Le second point est l'aspect du robot. Celui de forme humanoïde est celui pour lequel il y a le plus de rejet. Les plus appréciés sont ceux de petite taille, qui font jouet, comme le PaPeRo*[3]. »

Des robots comme outils thérapeutiques

Dans le domaine de la santé et du bien-être, les robots sont de plus en plus utilisés, principalement dans les soins thérapeutiques et de réadaptation, les soins des personnes âgées (robots dits sociaux), le traitement des enfants autistes et le traitement des personnes victimes d'un traumatisme médullaire (sous forme d'exosquelettes). C'est un marché très prometteur.

Le robot NAO a été testé au service d'oncologie pédiatrique du Centre Oscar Lambret à Lille. La mission de ce petit robot est de se rendre à l'école à la place d'enfants malades hospitalisés. À l'automne 2016, le robot NAO est intégré au service pédiatrique de l'hôpital d'Évreux. Il favorise l'interaction avec les enfants hospitalisés et les aide à mieux gérer leurs angoisses et la douleur. NAO est également utilisé, dans certaines approches thérapeutiques, de manière expérimentale pour soutenir les capacités d'adaptation des enfants autistes.

À l'automne 2017, le robot HOPE est arrivé dans le service d'hémato-oncologie pédiatrique du CHU de Rouen. C'est un robot joueur humanoïde sexué (féminin) qui n'a pas de reconnaissance vocale. Il est conçu par la société rouennaise Even Bots et coûte 14 000 euros. Il possède une tablette tactile et des capteurs sur les mains qui lui permettent d'interagir. HOPE mesure 1,40 mètre, pèse 9 kg et peut être déplacé facilement. Son design est très épuré et coloré. HOPE incite les enfants à interagir et à jouer avec « elle » pour les apaiser et détourner leur attention lors de soins. « Elle » est placée à côté de l'enfant et l'occupe par quelques phrases rassurantes ou en récitant des comptines et chansons. Son objectif est d'essayer de réduire l'angoisse des enfants et de leurs parents pendant les soins et faciliter le travail du personnel soignant.

En 2014, des chercheurs de l'USC Viterbi School of Engineering à Los Angeles en ont fait la démonstration au symposium international sur la communication interactive entre le robot et l'homme à Édimbourg. Leur étude montre que les enfants autistes éprouvent des difficultés à reproduire des comportements et à déchiffrer les émotions humaines. Ces derniers arriveraient à imiter les gestes enseignés par un robot humanoïde, comme NAO. Du fait que NAO n'exprime aucune émotion ou alors de manière totalement contrôlée et mécanique, il permet de faciliter certains apprentissages (travailler sur l'imitation, les émotions...) : grâce à un logiciel, le soignant peut, *via* une tablette, directement piloter le robot et ainsi le faire parler à sa place, lui prêter des sentiments ou encore lui demander de conter des histoires interactives.

Pour Marie-Noëlle Clément et Olivier Duris[4], il est nécessaire d'éviter toute confusion entre l'humain et la machine. Pour cela, le thérapeute doit prendre le temps, lors des premières interactions, de montrer et d'expliquer aux patients que NAO est une machine. Que cette machine peut être allumée, éteinte, rangée dans sa boîte, contrôlée et programmée. En tout cas, utiliser un robot dit social comme outil de médiation dans un groupe thérapeutique pour enfants autistes ouvre une nouvelle voie. Il ne peut remplacer un thérapeute mais agit comme un outil supplémentaire pour essayer d'atténuer les symptômes de ce trouble, comme le déficit de l'attention conjointe par exemple.

Désormais, les scientifiques envisagent de développer de nouveaux robots pour apporter des solutions nouvelles à d'autres symptômes de l'autisme, ayant des rapports avec l'apprentissage, le jeu ou le partage. Cela leur permettrait notamment de se construire comme sujets, en les faisant entrer dans l'échange intersubjectif *via* une triangulation préalable grâce à la machine.

Pour Frédéric Tordo, le robot, en tant que médium thérapeutique, permet d'instaurer avec l'enfant autiste «*une relation hybride entre celles qui se créent avec l'animal médiateur, avec l'humain et avec l'environnement non humain et non vivant*[5]». Il exerce aussi de multiples fonctions thérapeutiques et facilite «*le passage du subjectif à l'intersubjectif*». Il permet d'organiser, au sein d'une relation thérapeutique, tout un travail de différenciation «*d'une part, entre soi et l'autre; d'autre part, entre cet "autre" et tous les autres "autres", personnes ou choses*». C'est donc une prise en charge prometteuse de l'autisme infantile. Le robot dit social donne aux enfants autistes la sensation d'être en présence d'un mini-autre, mais prévisible et mécanique, de sorte qu'ils trouvent avec lui une première voie pour explorer la rencontre avec l'autre.

Des robots semi-autonomes (Da Vinci) sont aussi utilisés en chirurgie depuis une dizaine d'années. Des exosquelettes sont également employés pour aider les personnes handicapées à accroître leur mobilité (par exemple les prothèses Ekso). Il est fait usage de robots sur une base expérimentale au stade de la réhabilitation avec les patients victimes d'un traumatisme médullaire ou ayant survécu à un accident vasculaire cérébral. Certains modèles sont également conçus pour les personnes ayant subi des blessures aux chevilles.

Certains robots peuvent être utilisés à des fins non thérapeutiques. Par exemple, le robot EMMA est composé d'un bras robotisé conçu pour la massothérapie, dont l'extrémité est constituée d'une paume et d'un pouce. Des capteurs, dont le but est d'évaluer la rigidité des muscles et des tendons des patients, sont également présents. Enfin, une intelligence artificielle traite ces données pour adapter sa façon de masser et cibler des parties plus douloureuses.

En Suisse, ROBOY est le premier prototype d'un robot humanoïde créé par les chercheurs de l'université technique de Munich et le groupe suisse Robant Devanthro. Il possède des tendons, des muscles et même des os. On peut également citer les fauteuils intelligents ou les aides à la marche. En ce qui concerne l'établissement de Nantes, deux robots, nommés BETTY et DAISY, sont utilisés par le personnel soignant. Ils sont programmés pour reconnaître le chemin entre le centre de traitement et le service de réanimation du CHU. Des hôpitaux se dotent aussi de robots pharmaciens qui préparent les médicaments devant être distribués aux malades.

Les études menées sur les robots animaloïdes, principalement au Japon, montrent des résultats encourageant pour la lutte contre le stress et l'augmentation de la qualité de vie par le biais d'interactions fortes entre la personne fragilisée, le robot et l'entourage. Le choix de représenter un animal tient au fait que ses caractéristiques sont proches de celles de l'homme. Leurs caractéristiques d'hygiène et de sécurité les rendent plus attirants pour les structures accueillant des personnes fragilisées.

Les robots d'assistance et leurs capacités ne cessent d'évoluer. Ils peuvent remplir une fonction d'aide physique (détecter tout acte anormal, par exemple une chute, et alerter les proches) ou une fonction de soutien moral (discussion, échange). Ils peuvent aider les personnes âgées dépendantes à leur domicile dans la réalisation des actes quotidiens (hygiène corporelle, alimentation, mobilité, tâches ménagères, courses, rappel de prise de médicaments...). Certains robots sont construits de façon à favoriser le développement de la communication (NAO, MATILDA, BUDDY). Par exemple, BUDDY peut transmettre de nombreuses émotions avec son écran qui lui sert de visage, jouer au Scrabble, raconter des histoires ou encore jouer de la musique. Surtout, il est capable de reconnaître une boîte de médicaments, de détecter de la fumée ou une chute. Le robot devient une sorte de compagnon qui encourage la personne à sortir de ses états de solitude et d'isolement en restant en contact avec ses proches (comme le robot connecté GiraffPlus).

Le film documentaire *Je m'appelle Alice* (Pays-Bas, 2014) illustre et synthétise parfaitement ces propos. Ce documentaire suit le développement de la relation d'un *carebot* et de trois personnes âgées volontaires. ALICE est un *carebot* (un robot avec le visage d'une enfant / poupée humanoïde à la voix synthétique d'adulte, son corps est recouvert d'une enveloppe plastique / métallique articulée). C'est un robot de petite taille conçu pour prendre soin des gens. ALICE est développé par SELEMCA, un groupe de recherche de la Vrije Universiteit d'Amsterdam, pour répondre à la demande croissante de citoyens âgés, solitaires et déments. Son logiciel est fabriqué par la firme américaine Hanson Robotics qui l'anime et combine les résultats d'expériences en laboratoire, d'études sur le terrain, de groupes de discussion et de simulations informatiques. Pendant plusieurs semaines, le robot rend visite aux trois femmes qui participent à l'expérience. Au début, le robot n'est pas accepté. Par la suite, les trois personnes interagissent avec lui. ALICE peut engager avec chacune d'entre elles une conversation. Elles regardent ensemble des matchs de football à la télévision, chantent et jouent de la musique. En tant que co-thérapeute, ALICE peut aussi surveiller et recenser les exercices de kinésithérapie du patient. Ce robot se nourrit des réponses qu'on lui apporte et sait en tirer des informations pour alimenter ensuite d'elle-même une conversation assez sommaire.

La gérontechnologie semble donc être une solution intéressante aux diverses problématiques sociétales que rencontre la gériatrie en France. Pour diminuer les tensions existantes entre don de soi et pression économique chez les soignants, les établissements font de plus en plus appel aux innovations technologiques.

L'introduction et l'usage des robots dits sociaux entraînent-ils une nouvelle organisation de l'hôpital? C'est bien ce que nous souhaitons comprendre par cette étude. Les générations actuelles et futures de personnes âgées sont plus à même d'anticiper et de prévoir ces transitions : elles n'iront pas systématiquement en maison de retraite ou en Ehpad, elles utiliseront certainement les technologies à domicile. D'ailleurs, la Haute Autorité de santé (HAS)[6] préconise la diminution d'usage de thérapies médicamenteuses au profit d'autres types de thérapies.

Effets thérapeutiques du PARO

De nombreuses études ont été et sont menées sur les effets de l'usage d'un robot de forme animale dans le traitement de patients souffrant de troubles cognitifs. Notre objectif n'étant pas de faire un état des lieux exhaustif des effets sur les patients, nous ferons ici principalement référence aux travaux de recherche de Martha de Sant'Anna, Bernard Morat et Anne-Sophie Rigaud. Leur hypothèse est que le possible attachement des patients au robot PARO leur permettrait de communiquer et d'établir des liens avec les soignants et par conséquent aurait un effet sur leur comportement. Leurs résultats[7] permettent de suggérer que l'intervention robotique en groupe a principalement une action sur les symptômes négatifs (apathie, repli sur soi) en favorisant la reprise du langage et les relations interpersonnelles des patients. Et l'intervention robotique individuelle semble calmer les symptômes productifs (agressivité, agitation).

Le laboratoire français Lusage (Laboratoire d'analyse des usages en gérontechnologies) est un laboratoire de recherche spécialisé dans l'évaluation, la co-conception et le développement de solutions technologiques pour la santé, l'autonomie, la qualité de vie des personnes âgée et le soutien de leurs aidants (informels et professionnels). Ce laboratoire a mené trois études pilotes de médiation robotique avec PARO auprès de patients souffrant de MA à des stades sévères.

Dans leur première étude, ils ont observé l'impact d'une intervention en petits groupes comprenant des séances régulières avec un PARO sur une durée de six semaines. Avant cette séance, les personnes repliées sur elles-mêmes avaient presque cessé de communiquer avec leur environnement (sans être agitées ni agressives). Au fur et à mesure des séances, elles ont recommencé à communiquer (échangeant avec le robot, le personnel soignant, entre elles). Dans la deuxième étude, ils ont observé l'usage d'un PARO en séances individuelles pendant six semaines chez des personnes dont l'importance des troubles psycho-comportementaux productifs ne permettait pas la prise en charge en groupe. Les résultats montrent que les symptômes d'agressivité et les troubles de l'alimentation des patients diminuent. Dans leur troisième étude, ils ont comparé les effets de l'intervention robotique individuelle avec un PARO, proposé à trois profils différents (anxio-déprimé, apathique, agité) de patients souffrant de MA. Chaque personne a suivi quatre séances, à raison de trente minutes, tous les trois jours. Ils ont constaté chez elles une augmentation importante des affects positifs et une diminution significative des affects négatifs entre le début et la fin de l'intervention.

Anne-Sophie Rigaud a mené une étude à l'hôpital Broca sur les effets de ce robot sur des patients atteints de la MA au stade sévère. Cinq patients ont été suivis pendant 5 semaines à raison de deux séances de 20 minutes par semaine (soit 8 séances par patient). Les résultats indiquent un réel bénéfice concernant les troubles du comportement, notamment un apaisement de l'agressivité et de l'anxiété des malades : le robot participe à l'amélioration des conditions de travail des équipes soignantes en incitant le contact tactile et verbal et le transfert de sentiments. Il ne diminue pas la charge du personnel soignant mais il s'agit bien d'un bénéfice positif et significatif sur les plans cognitif, psychologique et comportemental chez certaines personnes.

PARO peut communiquer au patient des émotions telles que la joie, la surprise ou le mécontentement. Les objectifs de l'utilisation du PARO sont la stimulation cognitive et sensorielle et la diminution des troubles du comportement (agressivité, agitation, opposition, cris, déambulation, désinhibition, apathie et repli sur soi...). Un PARO permet de créer une atmosphère reposante (mentalement et physiquement) pour le patient, diminue le sentiment de solitude et stimule l'expression des sentiments, des mémoires (émotionnelle et procédurale) et des expériences du passé.

Il peut contribuer à l'amélioration du bien-être physique et psychologique des résidents / patients, à la diminution de la médication, la prise en charge non médicamenteuse, la favorisation du lien social, la médiation, l'installation d'une relation de confiance soignant / soigné. Il permet également de découvrir ou redécouvrir des traits de personnalité chez certains résidents / patients. La prise en compte de l'avis et du ressenti des équipes vis-à-vis de l'utilisation d'outils tels que PARO est un point important. L'adhésion au projet est meilleure lorsque le personnel est partie prenante de celui-ci. PARO est un outil mis à la disposition de l'équipe. Il joue un rôle de médiateur proche de celui de la médiation animale. La présence du PARO,« *objet transitionnel* », facilite l'expression non verbale des malades et contribue aux transferts de sentiments et à la « *la réminiscence de souvenirs* » (ceux vécus avec d'anciens animaux domestiques).

PARO n'est pas utilisé seulement auprès de malades atteints de la MA. En 2014, une étude pilote est conduite dans le service oncogériatrie à l'Institut Curie de Paris. Elle consiste à évaluer la présentation du PARO à des patients âgés. Les résultats indiquent qu'il est « *une opportunité pour l'amélioration de la qualité des soins proposés aux patients. Il permet de limiter le recours aux médicaments psychotropes, d'améliorer le vécu de l'hospitalisation et de faciliter la communication avec les soignants. Pour les infirmier·es, il permet un gain d'efficacité en optimisant la gestion du temps et en les secondant auprès des malades. En suscitant des émotions positives comme la curiosité, la tendresse, il apaise les angoisses, l'agressivité et diminue les appels répétitifs. Il aide aussi à établir une meilleure relation soignant/soigné. Il a également permis de fédérer l'équipe soignante autour d'un projet qui valorise son autonomie et son esprit d'initiative et l'implique avec motivation dans la recherche en soins*[8]. » Cette étude souligne que ce n'est pas « LA » solution mais qu'elle constitue une palette supplémentaire aux soins et une aide pour l'amélioration des prises en charge. Il ne s'agit pas d'une substitution mais bien d'un travail soignant/robot, et de mener une réflexion éthique sur ce nouvel objet de soin à l'hôpital.

Lors de conférences, je suis souvent interrogée sur la substitution de la médiation animale par les robots. La robot thérapie a les mêmes effets que la zoothérapie. Celle-ci est de plus en plus utilisée par les médecins, infirmières, kinésithérapeutes. Comme PARO, l'animal ne soigne pas mais il sert d'intermédiaire pour entrer en contact avec la personne qui souffre. Il a été démontré scientifiquement que la zoothérapie présente plusieurs bénéfices thérapeutiques : état de détente, d'apaisement (très important pour les personnes ayant tendance à réagir de façon agressive), baisse de la tension artérielle et du rythme cardiaque, réduction des niveaux de stress et d'anxiété, prévention de dépression et de solitude, amélioration de la confiance, des interactions sociales, de la communication et de la qualité de vie.

Des études montrent que pour les patients souffrant de la MA, l'animal (chien, chat, cochon d'Inde) peut favoriser le souvenir d'expériences passées, souvent liées aux animaux. L'animal agit ici en tant que stimulus capable d'attirer leur attention et de maintenir un contact avec la réalité. Les animaux et PARO peuvent être complémentaires dans un même établissement.

Notes

1. Rédaction SilverEco, « [Infographie Les Senioriales] : Les seniors et les réseaux sociaux », *SilverEco*, février 2017, http://www.silvereco.fr/infographie-les-senioriales-les-seniors-et-les-reseaux-sociaux/3175192.

2. « *Ce qui compte, c'est la personnalité. On connaît tous des gens de vingt ans qui n'ont aucun désir et sont ennuyeux. Il y a aussi des gens de 80 ans qui sont ennuyeux, mais il y en a également beaucoup qui ont encore des désirs. Or ces "hype(r)Olds", utilisent le numérique non par une espèce de fascination, mais pour se faire plaisir et créer. D'autres utiliseraient du macramé ou des outils plus anciens. Elles, comme bien d'autres de plus de 60 ans, préfèrent des ordinateurs ou des tablettes tactiles pour la liberté qu'ils leur donnent et les innovations qu'ils permettent. C'est un bel exemple contre tous les clichés sur les personnes âgées.* », Serge Guérin, *Les seniors numériques*, « En matière d'usage des technologies, l'âge n'a aucune importance », (accès Archive.org : https://web.archive.org/web/20171021213835/http://www.culturemobile.net/visions/serge-guerin-seniors-numeriques).

3. « Dépendance et robotique : Un avenir commun », septembre 2012, https://www.nicolas-denis.net/2012/09/dependance-et-robotique-un-avenir-commun/.

4. Marie-Noëlle Clément & Olivier Duris, « Le robot NAO comme support relationnel et de dynamique groupale auprès d'enfants porteurs de troubles du spectre autistique », in Serge Tisseron & Frédéric Tordo (dir.) *Robots, de nouveaux partenaires de soins psychiques*, Érès, 2018, p. 73-80.

5. Frédéric Tordo, « Robothérapie. Synthèse des fonctions thérapeutiques de la médiation robotique », in Serge Tisseron & Frédéric Tordo (dir.) *Robots, de nouveaux partenaires de soins psychiques*, Érès, 2018, p. 80-100.

6. La HAS est une autorité publique indépendante qui contribue à la régulation du système de santé par la qualité. Elle exerce ses missions dans les champs de l'évaluation des produits de santé, des pratiques professionnelles, de l'organisation des soins et de la santé publique.

7. Anne-Sophie Rigaud *et al.*, « Les robots dits sociaux : quel impact et quels enjeux dans la maladie d'Alzheimer », in Serge Tisseron & Frédéric Tordo (dir.) *Robots, de nouveaux partenaires de soins psychiques*, Érès, 2018, p. 131-137.

8. Laurent Four, « La santé connectée est en marche », *Objectif SOINS & MANAGEMENT*, n° 238 - septembre 2015, http://www.infirmiereporter.fr/resources/Fichiers-joints/OSM238_Laurent_Four_Sante-Connectee_est_en_marche_article_publie.pdf.

IV.
PARO, comment t'utilise-t-on ?

Une des clés de l'introduction réussie d'un outil technologique tel que PARO est son intégration dans les établissements de santé. Un usage non maîtrisé peut parfois être un frein à sa mise en place. Que ce soit à un niveau technique, ou dans tous les domaines de la situation de travail, la technologie est synonyme de ressources et de contraintes, mais également d'inquiétudes et de peurs. Ces freins psychologiques sont à lever pour intégrer une nouvelle technologie et l'utiliser de façon optimale. J'ai essayé d'identifier les processus d'acceptation sociale et les mécanismes d'appropriation de ce robot dans des unités de soin fréquentés par des populations dites vulnérables.

Acceptation du PARO par le personnel soignant

Les gérontechnologies se retrouvent à une place centrale dans l'activité des personnels soignants. Ces mutations du travail (et au travail) ne sont pas neutres et reconfigurent les façons de penser, entraînant plusieurs types de réactions de la part des personnels : d'une appropriation enthousiaste à un rejet violent, en passant par la résignation d'une adoption forcée de la technologie. L'objet technologique n'est donc pas accepté sans condition.

PARO est proposé sur la base du volontariat aux équipes soignantes. Dans un premier temps, une appropriation individuelle préalable et partageable est nécessaire : volonté de s'informer (recherche sur le web : vidéos, études cliniques, témoignages, articles sur PARO) et discussions informelles entre collègues. Puis, la création d'une connaissance personnelle de l'objet est envisagée. C'est bien à cette étape préalable que vont s'enrichir les relations au sein de l'équipe soignante et que va se développer le projet en prenant en compte les avis, interrogations et expériences de tous, en donnant un pouvoir décisionnel aux acteurs. Le partage de l'information et la possibilité de créativité concernant son usage doivent être primordiaux pour l'introduction et l'appropriation d'un robot dit social.

Dans un deuxième temps, il est introduit sur la base de la construction des équipes du projet, de son usage et de ses conditions. Le lien entre la conception participative et cette appropriation préalable semble nécessaire. Il existe une différence entre le ressenti des caractéristiques du PARO comme contraintes ou comme ressources. Avant même sa mise en application, les caractéristiques telles que le temps que prend l'usage du robot, l'autonomie créée par son usage, la déshumanisation du travail, la charge de travail ou encore son coût ou son poids sont vécus de manières différentes selon la participation ou non au projet d'intégration de la technologie du robot PARO.

Enfin, dans un troisième temps, un groupe de parole est proposé pour inviter les patients à poser des questions et donner leur avis car le robot est vécu par certains comme une source d'interrogations, notamment pour les personnes se retrouvant face à la mise en place sans consigne préalable. La création des groupes de parole a modifié le temps et la diversité des usages qui sont faits du robot. Les observations ont permis de constater l'appropriation du robot : il est davantage utilisé au fur et à mesure du temps.

De plus, l'apparition de deux nouveaux types d'usage (au moment du coucher et de la toilette), montre une certaine créativité des soignants usagers du PARO. Que ce soit dans la phase d'endormissement ou d'agressivité, PARO semble être source d'innovation dans son usage, et le personnel ne se laisse plus porter par les situations : il tente de nouvelles situations de travail avec PARO. Le personnel se fixe des objectifs liés à son activité et non plus aux préconisations faites par les concepteurs et distributeurs du PARO.

C'est lors de ces étapes que les contraintes vont progressivement se transformer en ressources en trouvant les solutions adéquates, et que la créativité des soignants va pouvoir se développer. Néanmoins, les situations ne sont pas prévisibles, c'est bien une fois dans l'action, une fois ce robot mis en situation de travail, qu'il pourra et sera accepté. Dans le cas d'une conception participative, les facteurs de l'acceptation sont modifiés positivement ou ne sont pas modifiés. Ainsi, une aide médico-psychologique explique «*j'aime travailler avec PARO*» lorsqu'elle parle de la dimension transpersonnelle. Au niveau relationnel, une autre aide médico-psychologique explique que «*ça nous a permis de communiquer plus autour de son utilisation. C'est un sujet de conversation privilégié*». L'ensemble des soignants reconnaît se sentir libre et ressentir un plaisir dans l'utilisation du robot :

« On constate une réelle satisfaction de voir les résultats positifs auprès des patients. »

« J'en ai entendu parler lors d'un colloque à Toulouse. »

« Pour son annonce, on en discute avec les collègues. »

« On constate les limites des médicaments pour cette maladie donc on essaye des thérapies non médicamenteuses comme PARO. »

PARO a été et est parfaitement accepté par les différents membres de l'équipe :

« Il y a une bonne acceptation du PARO *par l'équipe. »*

« Il est parfaitement intégré à notre équipe et à mon travail. »

PARO est présenté de façon succincte aux soignants par un représentant de la société Inno3Med. Dans l'ensemble, le personnel soignant est investi dans son usage. Cependant, cet usage est irrégulier et se fait lors de sessions individuelles dans un espace collectif. Il s'intensifie au fil des semaines : d'une fois par semaine à une fois tous les jours et une fois la nuit dans l'hôpital normand étudié.

Ce robot dit social fait partie des transmissions ciblées[1]. Notre étude montre l'émergence d'un nouveau modèle organisationnel, avec notamment la mise en place d'un classeur de thérapie non médicamenteuse et d'un groupe de parole, ce qui permet la mise en place progressive d'un accompagnement sur mesure et à la carte du PARO :

« C'est un classeur de TNM, dont PARO *fait partie, où l'on écrit le numéro de la chambre des patients et nos observations. »*

« Nous mettons en place un groupe de parole pour PARO *à la suite des interrogations de l'équipe. »*

En revanche, dans le cas d'une participation tardive au projet, la plupart des facteurs ne subissent pas de modification et certains sont modifiés négativement. Par exemple, certains soignants ressentent moins de plaisir dans leur activité : *« je ne comprends pas l'utilité du* PARO *en fait. On avait un chat articulé. Qu'apporte ce robot ? Je ne vois pas de diffé-*

rence. » (aide-soignante 3). La conception participative permet de résoudre en amont une partie des difficultés liées à l'usage de ce robot, permettant une acceptation plus rapide de celui-ci. En conclusion, nos observations et entretiens permettent de constater que la base du volontariat ne suffit pas à cette appropriation.

La motivation, la rationalisation et la discussion collectives et réflexives sont indispensables pour l'acceptation du PARO par les équipes soignantes. C'est un nouveau processus de prise en charge globale des patients, une démarche bien-être, permettant de créer une atmosphère sereine. Il faut respecter, bien entendu, le choix du patient dans son acceptation ou son refus (mise en place et instauration d'une relation de confiance sans, avant, pendant et après l'usage).

En 2018, Marie-Noëlle Clément et Olivier Duris font état de trois types de réactions repérées parmi les soignants utilisant des robots dits sociaux qui correspondent parfaitement à ce que nous avons observé lors de notre recherche : « *1) celle des "réfractaires", qui considéraient que ces outils n'avaient pas leur place en thérapie et semblaient les traiter avec mépris ou avec angoisse; 2) celle des "nonchalants", qui utilisaient les nouvelles technologies avec les enfants, mais de manière uniquement informelle et distractive; 3) celle des "ambitieux", qui imaginaient qu'elles pouvaient constituer de véritables outils de médiation thérapeutique. Au fil du temps, le second groupe a presque intégralement rejoint le troisième.* »

Il est très intéressant de constater que les deux membres de l'équipe soignante qui ne travaillent pas directement avec ce robot sont pris dans de nombreuses préconceptions (comme le risque d'éloignement du monde réel, le risque de confusion réel/virtuel ou humain/non-humain, l'infantilisation, etc.). Mais dès lors que ces professionnels travaillent concrètement avec ce robot, beaucoup de ces prévenances s'estompent, au profit d'une vision plus réaliste de l'usage qui peut en être fait.

Acceptation du PARO par les familles des patients

Ce n'est pas ici l'objet de notre étude. Néanmoins, j'ai observé l'effet provoqué par PARO chez plusieurs membres de familles rendant visite à des malades, ce qui me permet de comprendre l'acceptation sociale du robot en institution gériatrique. Cette observation furtive est riche d'enseignements. J'ai interrogé à nouveau Cédric Maizières, président de Inno3Med sur ce thème :

« *La présentation aux familles dépend vraiment des Ehpad, certains organisent une inauguration du* PARO *en conviant les familles, d'autres font uniquement rentrer* PARO *comme outil thérapeutique et le présentent comme tel aux familles lorsqu'elles viennent voir leur proche. Je n'ai jamais été informé de refus de la part d'une famille mais si cela devait arriver, je pense que l'Ehpad n'aurait pas d'autre choix que de ne pas utiliser* PARO. »

À l'hôpital de Valognes, un après-midi, un patient (unité cognitivo-comportementale – UCC) parlait à PARO, une main sous une des nageoires latérales du robot. Il lui disait qu'il ne l'aimait pas, tout en maintenant sa main sous PARO. À la fin de la séance, sa femme arrive. Elle s'assoit à côté de lui, le salue à peine et lui dit « *Comment vas-tu aujourd'hui ?* » Il lui répond sans la regarder qu'il n'aime pas ce chat. Elle renchérit, en soulevant brusquement PARO et en le déposant violemment sur la table : « *Si tu ne l'aimes pas, pourquoi le gardes-tu ? Eh bien enlève-le ou demande à ce qu'on l'enlève !* » L'aide médico-psychologique a l'air médusé et emmène PARO en le caressant : « *au revoir monsieur X.* ». Elle m'explique qu'il arrive que les familles de certains patients ne comprennent pas l'usage du PARO. Seulement, elle trouve que cette femme a eu un geste extrêmement violent vis-à-vis de son conjoint et du robot.

Toujours à Valognes, madame Z. vient de recevoir la visite de son conjoint. Après son départ, elle semble agitée, déambule dans le couloir. Elle veut partir et se rapproche de la porte principale, sécurisée, pour rejoindre son conjoint. Une aide-soignante essaie de la raisonner, en vain. Une aide médico-psychologique, qui se promenait avec PARO de chambre en chambre, intervient et le lui présente, tout en lui parlant doucement. La patiente s'interrompt et caresse PARO. Lors des entretiens, le personnel soignant évoque PARO comme une nouvelle ressource pour gérer plus facilement la séparation famille / patients. Une étude a été menée par Marie-Line Carrion-Martinaud et Marc-Éric Bobillier-Chaumon sur la relation famille-résident dans des Ehpad avec PARO. Les premiers résultats montrent que l'appropriation du robot par les soignants permet un usage plus diversifié, plus fréquent et adapté aux besoins des résidents, notamment lors du départ de la famille[2]. La présence du PARO permet une meilleure communication soignant / famille / patient, notamment dans la communication non-verbale. Une aide-soignante m'explique qu'elle l'a aussi utilisé auprès d'une patiente qui voulait retourner avec sa fille : « *PARO a permis de détourner l'attention. Elle s'est focalisée sur le robot et elle s'est apaisée* ».

J'ai observé en unité cognitivo-comportementale une patiente dont le fils ou conjoint ne pouvait plus lui rendre visite. Un personnel de l'équipe vient le lui expliquer : elle est très déçue et angoissée. Une aide médico-psychologique lui en parle, son angoisse « grossit ». Elle va alors chercher PARO pour le lui proposer. Au début de la séance, l'interaction PARO / patiente ne prend pas. Il faut plusieurs minutes pour que la patiente s'apaise. Ce robot sert, de nouveau, à détourner l'attention d'une patiente, tout en aidant le personnel soignant à gérer au mieux cette angoisse. Ces observations et résultats sont maigres mais ils constituent une piste intéressante dans « l'accompagnement » de la séparation famille / patient en institutions gériatriques.

PARO en action

Selon les projets, un PARO est intégré dans un usage ponctuel, ou à plus ou moins long terme, en fonction du professionnel qui l'utilise. Il mobilise la créativité des équipes et la cohésion autour d'un projet.

Les soignants se servent du PARO plus rarement au service de soins et de réadaptation qu'au sein de l'unité cognitivo-comportementale. Ce sont, le plus souvent, la neuropsychologue et les aides-soignantes qui l'utilisent. L'usage spontané du robot n'est pas régulier. Celui-ci se fait le plus souvent en session individuelle dans un espace ouvert et commun qui suscite les interactions avec les autres patients, entre 13h45 à 16h00. La durée des séances est variable : une séance peut durer d'une minute à 30 minutes.

Les séances sont animées, le plus souvent, par la neuropsychologue, des infirmières diplômées d'État, des aides médico-psychologiques et des aides-soignantes. Un infirmier et la neuropsychologue l'utilisent une fois dans les chambres ; et une aide-soignante de nuit l'utilise une fois au moment du coucher ou de la toilette. La neuropsychologue en fait un usage de plus en plus préparé et ciblé : elle cible les patients qui en ont besoin, réfléchit à la conception d'une grille d'usage (nouvelles préconisations) et d'évaluation du PARO et l'intègre de plus en plus lors des transmissions. Je constate qu'il devient en quelque sorte une nouvelle ressource complémentaire à leur travail quotidien.

Il existe plusieurs cas de figure pour proposer PARO aux patients. Le personnel se promène dans les couloirs ou espaces collectifs avec PARO et il interpelle les patients :

« *Je dis : monsieur A., je vous présente* PARO*! Ou, voici l'ami* PARO*!* »

« *Souhaitez-vous le prendre ?* »

« *On peut se promener dans les couloirs avec* PARO*. Souhaitez-vous le prendre ?* »

Pendant l'atelier, les repères donnés par le personnel soignant ne sont pas toujours clairs concernant l'identité du robot. En règle générale, le personnel soignant reste à côté du PARO et du patient. Il peut le placer sur une table, sur les genoux ou bien dans les bras du patient. Le plus souvent, le personnel soignant est à genoux, une main sur l'épaule du malade, instaure un dialogue, reformule et soutient la parole du patient.

L'usage du PARO n'est pas régulier :

« *Il n'y a pas d'horaires fixes ni de sessions collectives pour* PARO. »

« *Il n'est pas encore utilisé ici et je n'ai pas le temps, mais je le ferai.* »

Le personnel hésite sur sa façon d'introduire PARO aux patients et utilise différents modes de présentation :

« *Je le présente comme la mascotte du service.* »

« *Je le pose sur la table et entame un dialogue.* »

« *Je le présente comme un bébé phoque.* »

« *Regardez monsieur B., je vous ai amené un objet. Comment le trouvez-vous ? Qu'en pensez-vous ?* »

Ici, PARO apparaît comme une ressource dans la relation soignant/patient. Pour entrer en lien avec le patient, l'aide médico-psychologique utilise ses compétences et ses connaissances du patient pour essayer d'entamer un échange, verbal ou non :

« *Il avait des animaux et il me semble qu'il avait un ou plusieurs chiens. Il vivait dans une ferme.* »

Elle provoque une réaction en posant une question :

« *Monsieur B., comment vous le trouvez ?* »

En présence du PARO, le personnel utilise souvent les caractéristiques physiques et interactives du robot pour le rapprocher du bras du patient :

« *Je voulais qu'il s'intéresse à* PARO, *qu'il le touche, puisqu'il a l'air de se sentir bien avec lui. C'est pour ça que je le lui ai proposé.* »

Voici un exemple de situation qui illustre le mode d'usage du robot par le personnel soignant : un patient replié sur lui-même est dans la salle de restauration avec trois autres patients. L'aide médico-psychologique se dirige vers une patiente qui semble agitée (répétition des mots, pleurs, souhaite rentrer chez elle, ne veut plus rester ici) et lui propose PARO : «*je vous présente PARO!*». Elle poursuit en lui montrant le robot : «*Madame C., il a l'air gentil, hein? Oh, oui? Nous allons prendre l'ami PARO aujourd'hui.*» La patiente s'arrête de pleurer, amorce un léger sourire et explique à PARO : «*Je suis triste aujourd'hui, je voudrais courir comme toi minou. Si tu savais. Ce n'est pas un jour à mettre un minou dehors.*» Elle regarde l'aide médico-psychologique : «*J'ai l'impression de retourner en enfance. Je vous le rends*» et dit à PARO «*tu vas aller faire dodo. C'est l'heure.*» Elle paraît plus détendue et souriante, s'est apaisée. Elle fait part de son ressenti, c'est-à-dire son vécu, au sein du service. Elle le caresse, l'embrasse et met fin au contact avec lui : «*Au revoir, mon coco.*» Après ce moment avec PARO, elle se remet à pleurer et à tordre sa robe. Ce moment de bien-être n'a pas duré et révèle les limites des impacts du robot dans certains cas.

L'aide médico-psychologique se dirige vers un deuxième patient qui est dans un fauteuil roulant. C'est un patient avec lequel il est difficile de construire un échange. Il adopte souvent un positionnement défensif voire agressif. Il prend PARO dans ses bras et demande à l'aide médico-psychologique : «*Salut PARO. Il est lourd! Il est propre? Il a quel âge? Un an? Il a une drôle de tête quand même [...]. J'avais des animaux avant...*» Le patient est très réceptif, le touche et échange sur son passé. L'usage du PARO a un effet positif sur lui. Soudain, il interpelle un autre patient : «*Vous ne trouvez pas?*» L'aide médico-psychologique se dirige vers un troisième patient et lui dit : «*Monsieur D., voici PARO!*» Il lui répond : «*On dirait qu'elle est fausse.*» L'aide médico-psychologique lui répond : «*Oui, c'est un robot.*» Il répond : «*C'est *bien représenté. C'est une queue ici?*» Elle l'interroge : « *Oui, que voyez-vous?* » Il répond : «*Un chat. Les chats trahissent. Tu pousses des cris de bébé... Tu perds des poils. Ces yeux ne me plaisent pas! Je n'aime pas le bruit de sa queue*». Il l'imite en se dandinant. Il le touche et le décrit : «*Il a un bout de nez, des yeux, une bouche, des sourcils... Non, tu n'es pas joli!*» Tout en maintenant sa main sous une nageoire latérale : «*Allez, va-t'en!*» L'aide médico-psychologique intervient en souriant : «*C'est vous qui décidez monsieur D.*». Il s'impatiente : «*Tu ne m'inspires pas avec tes sourcils au milieu du front. [...] Je ne le trouve pas beau avec ces quatre yeux. [...] On ne voit pas le fond de son âme. Tu me regardes comme si tu m'aimais. Mais je ne le crois pas parce que je ne crois pas les chats! Il ne me revient pas. C'est mon droit! Oui, tu m'intrigues!*». Le premier patient lui répond, irrité : «*C'est faux! Il faut respecter les animaux.*»

On voit ici que la régression est positive et transitoire puisqu'elle permet à ces trois patients de se souvenir de certains moments de leur vie et de trouver des ressources personnelles pour affronter le quotidien. Tout au long de cette séance, l'aide médico-psychologique reformule, relance et paraphrase les propos des patients et soutient leur regard avec bienveillance et empathie.

En général, PARO attire les patients et leur permet d'échanger et de se réunir autour de lui. Chacun a un avis, positif ou négatif, sur le robot. Des échanges se font entre les patients et les soignants. Lors d'animations, les patients communiquent davantage entre eux ou avec le personnel soignant lorsque le robot est présent[3]. Ils peuvent le toucher, le prendre, lui parler, le bercer, l'observer, le décrire, lui sourire... Leur capacité d'attention s'améliore. Les interactions suscitées par PARO dépendent de la formation du personnel soignant, du contexte, du moment, de l'état du patient et de la présentation du PARO : «*La façon de le présenter impacte sur le déroulement de la séance.*»

En général, les patients sont curieux, montrent une certaine impatience à toucher sa fourrure blanche, se mettent à lui parler tout doucement, à le caresser, à le prendre dans leurs bras, voire à lui chanter une berceuse. Beaucoup ont le réflexe de le prendre sur leurs genoux ou contre leur poitrine. Ces interactions sont importantes parce qu'elles stimulent les résidents et favorisent la communication quand ils ne se sentent pas bien. Mais certains détournent la tête quand on leur présente PARO. Bien entendu, tous les patients n'y sont pas sensibles. Les réactions sont diverses et permettent aux patients de discuter, de sortir de leur apathie ou d'entrer en contact soit avec le robot, avec le soignant ou bien d'autres patients. En général, ils lui parlent comme à un être vivant et ont l'impression que PARO les comprend. Certains confondent la machine avec un être vivant (4 patients sur 15).

Les émotions des patients sont variées et vont des sourires, rires, soupirs aux pleurs :

«*Si tu savais, j'aimerais courir comme toi.*»

«*C'est marrant, ces trucs-là, je retombe en enfance.*»

«*Tu es beau, tu es adorable, on dirait un vrai.*»

«*Comme tu es beau, Blanco!*»

«*On se ferait avoir!*»

«*On croit que c'est un vrai.*»

«*Je suis épatée!*»

À partir de leurs mots, le soignant va rebondir, reformuler leurs propos, soutenir leur parole et essayer de comprendre le ressenti de chacun. Ils nomment le robot par son nom, mais deux patientes utilisent d'autres noms pour le désigner, comme «mon coco», «Microbe» ou «Blanco». Qu'il soit utilisé en sessions individuelles ou collectives, les réactions envers PARO sont généralement similaires. Le robot dit social agit comme un cothérapeute intéressant avec certains patients : il doit prendre appui sur une équipe médicale formée et désireuse de l'utiliser.

Principaux types d'usage du PARO

Lors de cette étude, j'observe plusieurs types d'usage du PARO auprès de patients que je décris ici. J'ai regroupé ces usages en fonction des trois stades de la maladie d'Alzheimer.

PARO est proposé aux patients de stade léger de la MA, lors de séances collectives :

– Une patiente (unité cognitivo-comportementale) se trouve dans la salle à manger et elle est très irritable envers les autres patients. Une aide-soignante lui propose PARO, elle le prend, le caresse et lui parle en souriant. Elle se calme.
– Un patient (UCC) est très triste dans le petit salon. PARO n'a pas d'effet sur son humeur. Il le trouve joli et sympathique mais il n'a pas de réaction faciale et regarde facilement ailleurs.
– Une patiente est agitée (UCC) et il est difficile de construire un dialogue ou un échange avec elle. L'usage du PARO a un effet apaisant sur son comportement. Elle adopte une attitude régressive en se remémorant des souvenirs de son enfance. Au fil de la séance, elle fait part de son vécu et de son ressenti au sein du service.
– Dans le petit salon collectif, la neuropsychologue présente PARO à une patiente (UCC) comme un compagnon doux et gentil ; la séance est positive. La patiente est peu expressive – verbalement et non verbalement – elle est apathique, garde la tête baissée la plupart du temps. Avec PARO, elle relève la tête et cherche le contact visuel avec le robot mais ne cherche pas le contact verbal avec le soignant. Elle caresse PARO au niveau de ses nageoires ; il est sur ses jambes mais elle ne cherche pas à le prendre.
– Une séance collective, encadrée par une aide-soignante, réunit cinq patients en UCC (3 femmes et 2 hommes) dans

la salle à manger. Les trois femmes, très lucides, discutent du PARO. Elles le trouvent adorable et «*trop mignon*». Elles l'apprécient et le comparent à un jouet qui leur redonne le sourire. En revanche, un des hommes s'interroge sur son utilité «*à quoi il sert?*» Au loin, une patiente s'énerve et enlève sa chaussure; l'aide-soignante part s'en occuper. Les trois patientes me voient, elles m'expliquent que cette patiente ne veut pas voir PARO et qu'elle le rejette violemment tous les jours. Elles en ont assez de cette «*folle*» qui dénigre tout – et surtout ce robot. Elles se moquent d'elle en continuant à caresser PARO.

PARO est aussi proposé aux patients au stade modéré d'Alzheimer lors de séances collectives :

– Monsieur C. (service de soins de suite et de réadaptation Alzheimer) est très agité lors des transmissions. Il frappe sans cesse sur la porte vitrée et interrompt l'analyse. Une aide-soignante, située à l'extérieur, s'approche de lui et l'éloigne de la porte. Elle lui propose PARO : il sourit, lui parle, se confie et le caresse. Après quelques minutes, elle s'en va avec le robot; le patient se met à pleurer et veut mourir. Il se remet à frapper à la porte. L'ensemble de l'équipe le fait entrer dans la pièce et il s'apaise lorsqu'on lui propose à nouveau PARO. À la fin de la séance, la situation est assez difficile : il veut rentrer chez lui en emportant le robot.
– En salle de gymnastique, la neuropsychologue propose PARO à un patient (SSRA) lors d'un temps calme (communication non-verbale). Elle pose le robot devant lui : il relève la tête du PARO de longs moments, et parfois caresse ses nageoires du bout des doigts. C'est une séance positive même s'il ne montre pas d'expression faciale.
– En salle à manger, une aide-soignante présente le robot à une patiente (UCC) comme un compagnon. La patiente est très réactive dès qu'elle l'aperçoit et demande s'il s'agit d'un vrai ou d'un faux. Elle lui parle, lui demande s'il a faim ou s'il

veut dormir. Tout au long de la séance, elle est très souriante mais a peur quand elle caresse PARO et qu'il réagit.
– Dans le salon de l'unité cognitivo-comportementale, lors d'un temps calme, une aide médico-psychologique présente le robot à deux patients comme un animal qui a besoin d'être caressé. Un patient le caresse plusieurs fois en appuyant fortement sur PARO puis détourne son regard du robot. L'autre patient est captivé par PARO et, tout en souriant, le caresse et n'a pas conscience qu'il s'agit d'un animal factice.

PARO est également proposé aux patients au stade sévère de la maladie d'Alzheimer, le plus souvent lors de séances individuelles :

– Lors de la toilette, une aide-soignante l'utilise avec une patiente très agitée (UCC). Elle lui propose PARO ; il détourne l'attention de la patiente et permet d'effectuer la toilette calmement.
– Lors du coucher d'un patient (unité cognitivo-comportementale), une infirmière utilise PARO. Elle lui explique qu'elle s'en sert «*comme d'un doudou*». Le patient se calme et lui parle beaucoup. Le robot s'avère très bénéfique avec ce patient et le moment dure 1h30. Il finit par s'endormir avec PARO dans les bras.
– Dans le salon de l'unité cognitivo-comportementale, une aide médico-psychologique propose PARO à une patiente. Elle le pose face au visage de la patiente, sur la table adaptable, et le lui présente avec délicatesse. Lorsqu'elle le met en fonctionnement, la patiente agit comme si PARO était un animal. Elle sourit et échange avec lui : la patiente est réactive. Son accueil est positif, elle dit : «*PARO est heureux !*».
– Une aide-soignante se sert du robot auprès d'un patient très anxieux (service soins de suite et de réadaptation Alzheimer). Après l'échec de la salle Snoezelen, elle présente PARO au patient comme l'animal de la maison. Il refuse de le caresser car il n'aime pas les animaux.

– Une aide-soignante amène PARO dans une chambre auprès d'une patiente (SSRA) très anxieuse voire déprimée. Elle le lui présente comme une mascotte du service qu'elle peut caresser et cherche les points de réaction du robot. La patiente a oublié son angoisse de la nuit et finit par s'endormir.
– Dans le cas d'une séparation avec un proche, une aide médico-psychologique a utilisé PARO auprès d'une femme dont le mari part. Après la séparation, la patiente semble moins angoissée.
– Une aide-soignante l'utilise dans les couloirs auprès d'une Anglaise (UCC) qui ne parle pas français. La patiente ne le voit pas et l'ignore, puis le rejette violemment, avant de reprendre sa déambulation incessante.
– Une aide médico-psychologique présente PARO à une patiente (UCC), sur son lieu de repas comme un objet à regarder et à toucher. Elle se désintéresse du robot. Au début, elle l'observe et le caresse puis le rejette en disant : « *Vous n'allez pas m'embêter avec cela !* » Trente minutes plus tard, elle lui jette un verre d'eau. Plus tard, elle s'est apaisée : elle a pris le temps de s'asseoir, d'embrasser et de caresser PARO. Elle rit même aux mouvements du robot. Elle entre en contact avec un autre patient.
– Une aide médico-psychologique l'utilise dans la chambre d'une patiente (SSRA). Celle-ci est très anxieuse et appelle sans cesse sa maman. Lorsqu'on lui présente PARO, elle le prend dans ses bras. Il n'y a pas d'interactions verbales durant la séance mais elle le caresse beaucoup. Avant l'introduction à PARO elle était anxieuse ; pendant, l'anxiété a baissé car le robot lui apporte du bien-être et la rassure. Après le départ de l'aide médico-psychologique, la patiente reste calme et prend son repas.
– Une infirmière, accompagnée d'une aide-soignante, propose PARO à une femme atteinte d'une forme sévère de la maladie de Parkinson. On vient lui injecter un médicament. La patiente, étique, a des tremblements excessifs (langue

ressortie, ne peut plus marcher, se « plie » en deux). Elle voit le robot et essaie de parler mais ses tremblements l'empêchent de le toucher. PARO est trop lourd pour ses bras si frêles. L'infirmière le place alors sur ses genoux. Quelques minutes plus tard, les tremblements de la patiente diminuent, elle semble apaisée.

– Une infirmière souligne que PARO n'a pas fonctionné auprès d'un patient très angoissé (UCC) lors d'une transmission ciblée : « *PARO ne l'intéressait pas et il a eu un peu peur de lui, ce qui l'a angoissé* ».

– Une patiente (UCC) dit « *NON* » en voyant PARO mais elle le caresse et le prend dans ses bras, donc l'infirmière attend. Ensuite, une autre patiente arrive, se déshabille et interrompt subitement la séance. Elle parle au robot comme à une personne et le prend dans ses bras comme un bébé et le nomme « Microbe ». Elle rit et touche la main de l'aide-soignante. Une autre aide-soignante pose PARO sur la table du salon : une patiente le prend dans ses bras et lui parle beaucoup et longtemps. C'est une séance très difficile souvent interrompue par l'agitation des autres patients présents dans le salon.

La mise en place d'un jeu fictif, mais qui se déroule *in situ*, instaure une relation privilégiée entre l'aide médico-psychologique et les patients à travers PARO. Le jeu thérapeutique prend une place prépondérante dans l'usage du PARO ; il serait même un élément central de la relation patient / soignant / robot. Le robot seul n'est pas suffisant pour créer ce jeu d'interaction. En effet, le personnel soignant utilise les diverses compétences du PARO (phrases courtes, connaissances du patient – histoire de vie, goûts – toucher-empathique, toucher-communication, toucher-phatique), afin d'entrer en relation avec les patients *via* le robot. PARO, combiné à ces éléments, vient en support et crée une situation de jeu permettant à chaque interlocuteur de partager le monde de l'autre.

Il s'agit bien d'une thérapie non médicamenteuse ludique, qui doit répondre aux attentes, besoins, désirs et demandes des malades à un moment précis. Le rôle du soignant ici est pensé de façon non directive, privilégiant l'observation. Cette approche est à la fois ludique et thérapeutique : le professionnel se place dans une position d'observation et de disponibilité, permettant d'ajuster l'ensemble des éléments du cadre dont il fait lui-même partie. Son exercice, dans ce cas, sera une réponse à une observation rendant son rôle «*pluriel et flexible*[4]».

Aucune étude scientifique ne démontre l'efficacité du jeu comme thérapie non médicamenteuse pour soigner la maladie d'Alzheimer. Cependant, une étude réalisée par l'INSERM[5] de Montpellier montre que les activités de loisir et les jeux «d'exercice mental» (bingo, domino, cartes, dés, pièces de jeu d'échecs) pourraient réduire le risque de démence et d'Alzheimer : indépendamment du niveau d'éducation, du sexe, du mode de vie et de l'état de santé, les individus exerçant au moins deux fois par semaine une activité de loisir stimulante intellectuellement sont «*deux fois moins susceptibles de développer une démence ou une MA que celles pratiquant ces activités moins d'une fois par semaine*». Les chercheurs en concluent que promouvoir les loisirs intellectuellement stimulants chez les personnes âgées pourrait «*constituer une intervention pertinente de santé publique*». Depuis quelques années, on constate une multiplication des activités ludiques (ateliers d'exercices physiques et cognitifs) dans les institutions gériatriques, permettant d'observer des bénéfices pour la personne atteinte de la MA. La thérapie par le jeu permettrait notamment aux patients atteints de la MA, de présenter un effet positif sur les troubles du comportement et un espace sécurisant favorable à une potentielle interaction.

Il est important de rappeler que ce contexte médical n'est pas simple (décès, souffrance psychique et physique, agressivité des patients). Avec cette nouvelle thérapie non médicamenteuse, la notion de plaisir, « *d'amusement, de curiosité et motivation*[6] » pour le personnel soignant est importante : prendre plaisir à accompagner, se contenter d'une simple caresse, d'un sourire renvoyé par la personne et accepter cette relation particulière *via*PARO accentue la bienveillance du personnel soignant. PARO renforce le fait que le personnel soignant soit authentique dans sa relation avec les patients. Il permet d'améliorer la qualité de vie des soignants et des patients en renforçant la coordination entre tous les intervenants et valorise les compétences de chacun.

Au-delà du bénéfice clinique qu'il peut procurer aux patients, l'étude montre que PARO a un impact sur la qualité de vie des malades, en permettant de limiter leur agitation, leur déambulation, leur apathie et/ou leur agressivité, ce qui aide les professionnels dans leur travail quotidien, notamment dans leurs relations avec les résidents. Cela est en train de transformer l'organisation de leur service. Leur expérience de la maladie est favorable à l'intégration du robot et constitue une ressource dans la création du contact médiatisé par la gérontechnologie.

Notes

1. Les transmissions ciblées sont une méthode pour organiser la partie narrative du dossier de la personne soignée, pour saisir rapidement sa situation et les soins nécessaires à dispenser.

2. Marie-Line Carrion-Martinaud & Marc-Éric Bobillier-Chaumon, « Présence de robots dans les Ehpad. Mieux vivre la séparation familiale », *Dialogue*, 2017, vol. 3, n° 217, p. 45-56.

3. Pour une démonstration complète, se reporter à Ritta Baddoura, « Le potentiel thérapeutique de l'interaction homme-robot », *La lettre du psychiatre*, vol. XII, n° 1, janvier-février 2016 ; et à Marie-Line Carrion-Martinaud, *L'appropriation d'une technologie à partir de la conception participative : le cas du robot* PARO, 2016,

Master 1 Sciences Humaines et sociales, mention psychologie, spécialité psychologie sociale et du travail, Université Lumière Lyon 2.

4. Jean Epstein, *Le jeu enjeu. Adultes enfants : vivre en communauté*, Dunod, 2011.

5. Tasnime Akbaraly *et al.*, « Leisure activities and the risk of dementia in the elderly: results from the Three-City Study », *Neurology*, September 2009, 73(11) : 854-61.

6. Ritta Baddoura (2016), *ibid.*

V.
PARO, comment te tient-on ?

La posture correspond à l'attitude (position et orientation) du corps, qui permet d'interpréter l'émotion lors d'un échange. La posture professionnelle regroupe les savoirs professionnels (connaissances, concepts, valeurs, expériences), les pratiques professionnelles (comportements, rôles) et le positionnement personnel (attitude, opinions). Elle associe de nombreuses valeurs comprenant savoir, savoir être et savoir-faire. La posture professionnelle du soignant a un impact sur sa prise en soin et sur la relation soignant / soigné. Le soignant met en place une certaine distance avec le patient pour se protéger émotionnellement et se positionner. Il est dans un processus d'évolution constant et ininterrompu qui lui permet de se construire et de progresser dans sa relation avec la personne soignée. Qu'en est-il avec PARO ?

Posture du soignant

Lors des entretiens, l'équipe soignante met en avant l'importance accordée au comportement non verbal des patients[1], et plus particulièrement au regard : il les aide d'adapter leur comportement ainsi que la discussion, sans que le patient n'ait besoin de verbaliser son état. C'est également le cas des expressions du visage, qui permettent aux soignants de traduire les mimiques des malades en émotion. La gestuelle leur permet de juger l'intérêt de la personne âgée pour ce qui se déroule dans la situation, et par les gestes déictiques, d'affirmer que les personnes en présence évoquent les mêmes éléments et qu'elles se sont bien comprises.

Prenons une situation particulière : l'observation d'une séance de jeu de dominos entre une infirmière et une patiente. Sans PARO, bien qu'il y ait un contact physique maintenu tout le long de la relation, la patiente reste au fond de son siège et passe beaucoup de temps à regarder le revêtement de la table. À certains moments, elle relève la tête mais son visage reste fermé à de nombreuses reprises, avec des moments de grande tristesse. Dans la situation avec PARO, elle a le sourire dès le début de l'échange, s'avance dans son siège pour discuter avec le robot, le prend dans ses bras, le câline, lui chante une berceuse. L'aide médico-psychologique se met à genoux et fixe son regard : les deux personnes se trouvent à une distance intime, échangeant des regards.

En ce qui concerne le couple infirmière / patient qui joue aux dominos sous la pergola, l'infirmière ne bouge quasiment pas tout au long de la séance et le patient fait simplement des mouvements de bras accompagnant son discours. Il n'y a ni contact physique ni réelle proximité. En revanche, avec PARO, l'aide-soignante se penche, prend le robot, le caresse et le patient le caresse également, lui fait des câlins, lui parle, pose des questions, etc. Le changement de comportement pour l'une comme pour l'autre est facilement observable et repérable.

Dans l'observation d'une aide médico-psychologique avec une patiente, les résultats sont identiques. La patiente est dans un fauteuil roulant. Avec PARO, il est possible de repérer qu'elle se tient plus droite. Le changement principal se situe au niveau de son visage : il est plus ouvert et ses expressions sont très diversifiées; elle échange des regards complices avec l'aide médico-psychologique, sourit et rit.

Finalement, nous constatons que, dans la situation sans PARO, les patients sont relativement immobiles : seuls leurs bras font des gestes d'auto-contact. Il y a tout de même quelques gestes régulateurs (hochement de tête, regards, etc.), mais ils se trouvent limités, soit occupés sur une autre tâche, par un autre patient; soit l'autre patient se trouve en situation de retrait par rapport à la relation. Sans PARO, les visages sont en général fermés. Le personnel soignant bouge et change souvent de position tandis que les patients restent immobiles. Avec PARO, le personnel soignant, comme les patients, change de regard et les deux sont complices. Souvent, je peux repérer un sourire sur les deux visages tout au long de la séance. Le personnel soignant est actif : il caresse PARO, le prend, entre en contact avec le patient.

L'étude menée par Marie-Line Carrion-Martinaud et Marc-Éric Bobillier-Chaumon corrobore nos résultats. Lors de leurs recherches, trois postures sont repérées dans leur analyse des positions spatiales : «*Dans la position "face à face", les deux interlocuteurs peuvent se voir, il est possible de voir à la fois l'interlocuteur et l'objet de médiation. Dans la position "côte à côte", les échanges sont possibles mais la direction de regard est distincte entre l'objet et la personne. Dans la condition "derrière", les échanges de regard sont rendus difficile, mais il est possible de voir l'objet sur lequel agissent les interlocuteurs. [...] La position privilégiée lorsque PARO sert de médiateur à la relation est le face-à-face à 86 %.*»

Dans ce cas, le changement comportemental est facilement repérable. Avec ce robot dit social, le personnel soignant et les patients sont plus proches, échangent plus de regards, sourient plus et ont des contacts physiques, entre eux et avec le robot en le caressant. Il paraît alors possible de conclure que PARO favorise le comportement non-verbal ainsi que verbal (cela dépend du contexte et du patient). Il invite au toucher, suscite de la curiosité, de l'attractivité, implique tant le personnel soignant que les patients. Durant ces observations, je constate l'importance que joue l'environnement spatio-temporel et sensoriel lors des sessions individuelles et / ou collectives.

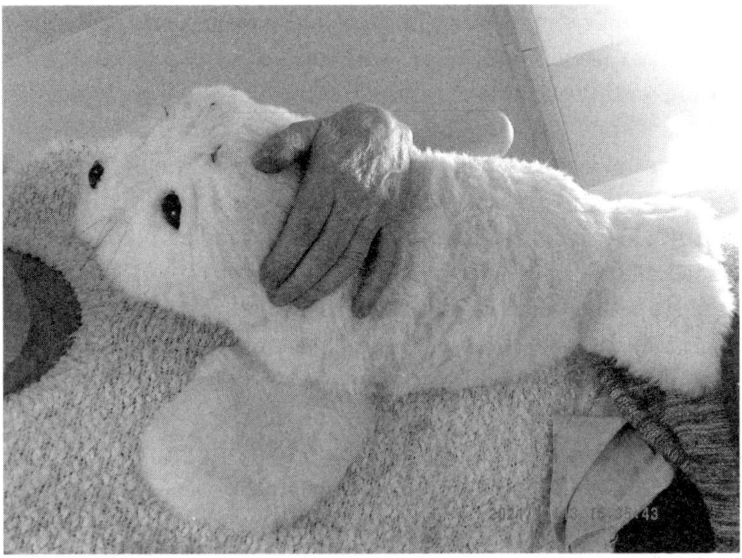

Figure 2. PARO dans les bras d'une patiente.

Des lieux, un PARO, des interactions

Le contexte spatial semble exercer une influence sur le déroulement de l'interaction entre le personnel soignant et les patients. En effet, il est impossible pour le personnel soignant d'entrer dans la sphère intime des patients sans PARO : une table peut se trouver entre eux. Les contacts physiques sont donc limités. Les mouvements de l'infirmière sont principalement de deux ordres : repositionner des objets sur la table et regarder à travers la porte ce qui se passe à l'extérieur de la chambre du résident. Par exemple, elle explique que l'organisation peut influencer sa relation en présence du PARO. Les rencontres se déroulent à proximité du salon commun, qui est également un lieu de passage. Ainsi, durant les rencontres, il n'est pas rare que des collègues ou d'autres patients s'arrêtent et interviennent dans la discussion.

Pour finir, il faut souligner le rôle que tient l'environnement matériel et spatial relativement à l'adoption d'une posture. Il favorise ou limite le développement de certaines d'entre elles. PARO améliore la communication verbale des patients, en la rendant plus positive, et la communication non verbale en permettant davantage d'échanges de regard, favorisant les mouvements et les rapprochements. L'étude de Carrion-Martinaud et Bobillier-Chaumon analyse ainsi deux contextes, sans et avec PARO : «*Le temps d'échange de regard, entre le résident et l'assistance sociale, est doublé, passant de 17% sans la présence du PARO à 40% avec PARO. [...] En effet, dans la condition "avec PARO", les personnes âgées passent 40% du temps à regarder l'environnement "global" dont 27% à fixer plus spécifiquement PARO. [...] Ce qui dénote une importance de l'objet de médiation dans la relation et se pose donc en faveur d'une meilleure qualité de l'interaction*[2].»

Notes

1. Jean Cosnier, «Les interactions en milieu soignant», Cosnier, Grosjean & Lacoste (dir.) *Soins et communication, approches interactionnistes des relations de soins*, Presses universitaires de Lyon,

17-32, 1993. Jean Cosnier, « Les gestes du dialogue, la communication non verbale », *Psychologie de la motivation*, 21, 1996, p. 129-138.

2. Marie-Line Carrion-Martinaud & Marc-Éric Bobillier-Chaumon, « Présence de robots dans les Ehpad. Mieux vivre la séparation familiale », *Dialogue*, 2017, vol. 3, n° 217, p. 52.

VI.
PARO, peux-tu m'aider à me rappeler ce moment ?

Aujourd'hui, des moyens technologiques (applications, objets connectés) permettent d'aider les personnes concernées et peuvent rendre leur vie « plus simple » chez eux et / ou en institutions gériatriques.

Activités et objets réminiscents

Des ateliers de réminiscence servent à stimuler la mémoire des patients dans le but d'aider à valoriser des souvenirs anciens et agréables. Ces ateliers peuvent se faire à l'aide d'objets ou de souvenirs personnels tels que des photographies, objets personnels, chansons, enregistrements familiaux :

faire travailler la mémoire des personnes malades renforce leur sentiment d'existence. Les supports d'ateliers sont multiples et reliés aux cinq sens : objets à toucher, à voir, à sentir, à goûter, à écouter.

Par exemple, des ateliers autobiographiques permettent aux personnes malades de raconter l'histoire de leur vie. Des jardins thérapeutiques peuvent favoriser la communication (le souvenir d'une activité passée ou le sentiment d'utilité). En plus de cette activité horticole, les participants sont invités à poursuivre leurs activités manuelles avec des exercices complémentaires (reconnaissance olfactive d'essences, de préparation des repas, etc.). En retrouvant les gestes du jardinage, ces malades mobilisent des capacités de mémoire procédurale et l'engagent dans un projet à long terme avec des objectifs précis et séquencés dans le temps (préparer la terre, semer, arroser, cueillir, récolter... en un mot : prendre soin).

En plus de ces ateliers, il est intéressant de citer des solutions technologiques complémentaires. Par exemple, la société coréenne Samsung propose le Backup Memory Project. L'idée est d'aider le malade par stimulation cognitive. Backup Memory aiderait le patient à identifier un proche qui entrerait dans son entourage grâce à la géolocalisation. Cette application est une plateforme numérique qui relie l'entourage du proche et lui notifie en temps réel le nom de la personne et le lien qu'il a avec elle. Elle fait défiler des photos et des vidéos pour l'aider à se souvenir. L'application Moves, lancée en 2012, a pour objectif de conserver les traces des activités journalières de notre vie. Elle fonctionne comme un podomètre. Lifelogging permet de capter et d'archiver toutes les informations d'une vie (informations sous forme de textes, d'enregistrements vidéo ou audio et données biologiques de notre corps). Cet archivage peut être consultable à tout moment par son propriétaire, qui a aussi la possibilité de le partager. La SenseCam de Microsoft enregistre toutes les journées du patient à l'aide d'une paire de lunettes avec caméra embarquée. Des montres et médaillons de la marque Geo Sentinel permettent de suivre en temps réel, *via* une application, les déplacements et sorties de zone à l'extérieur et à l'intérieur du lieu de vie de l'utilisateur, âgé ou dépendant. Lors d'une chute par exemple, une alerte est transmise aux personnes référencées pour qu'elles puissent intervenir. Ces applications permettent de recueillir et stocker les constantes de santé de l'utilisateur (oxygène dans le sang, rythme cardiaque, tension artérielle) et de détecter les éventuelles variations pour prévenir les soignants si besoin.

PARO, témoin du passé et du présent

PARO possède une «*fonction de témoin du passé*[1]», permettant de récolter des informations sur le patient. Ce n'est pas comme un traceur de données mais c'est un indicateur à la manière de la madeleine de Proust. Cette expression fait allusion à ces petits événements (odeurs, sensations) qui font soudainement ressurgir, des soubassements de notre mémoire, de lointains souvenirs chargés d'émotion. Il peut faciliter le travail des soignants en complétant ce qu'ils savent déjà sur les patients.

Dans certains cas, PARO fait surgir un souvenir de leur animal de compagnie ou de leur enfance. Néanmoins, nous notons une certaine limite dans ses capacités : lors de notre observation, un patient, qui avait été danseur dans un célèbre cabaret parisien, dit en voyant PARO : «*j'avais des phoques. Je leur parlais et les nourrissais avec des poissons*». C'est tout à fait crédible, au regard de sa profession. Plus tard, sa femme vient lui rendre visite et une aide-médico-psychologique lui demande : « *Votre mari a-t-il eu des phoques ?*» Cette dernière répond : «*Bien sûr que non !*»

À l'hôpital Brousse, une infirmière m'emmène observer un patient. Je reste sur le seuil de la porte. Elle demande si elle peut venir avec PARO. Deux femmes (son épouse et sa belle-sœur) sont présentes à ses côtés. L'infirmière s'approche, pose PARO sur la table et déclare avec emphase : «*Monsieur Y., voici* PARO. *C'est un robot qui fait du bien!*» Le patient, originaire du Portugal, répétait inlassablement des mots en portugais. Il s'arrête, tremble et commence à réciter une suite de nombres en français : «58, 59…».

Nous ne comprenons pas. Sa femme se lève, très émue, et nous explique : «*Nous sommes portugais. Cela fait plusieurs semaines qu'il n'a pas parlé français. Ce qu'il dit correspond à son ancien travail sur une chaîne. C'est incroyable. Je vous remercie*». Ces deux femmes semblent très émues et surprises de l'effet du PARO sur ce patient. L'infirmière m'explique qu'au début les familles s'interrogent sur le robot : «*"Il va infantiliser notre père, notre mère." Quand ils le voient, ou plus exactement, quand ils constatent ces effets, ils l'acceptent et comprennent mieux son usage ici.*»

Le patient prend l'infirmière par la taille et déambule avec elle et PARO le long couloir. Ils discutent, nous n'entendons pas leur échange. Au bout de 10 minutes, l'infirmière propose à cet homme de s'asseoir sur un banc mais il refuse. Il dit que PARO est un chat. Ils reprennent leur marche et se dirigent vers une salle commune. L'homme s'assoit dans un fauteuil, l'infirmière en face de lui, et parle du PARO en le posant sur ses jambes. Le patient dit : «*Moi aussi, je suis magicien. Viens dans ma chambre, je te montrerai.*» L'infirmière rit et lui répond qu'elle préfère rester ici. Il s'exclame : «*Je suis obligé de le toucher. Il touche mon zizi.*» L'infirmière constate qu'il a une érection et arrête cette séance.

La présence du robot semble alors être une ressource importante pour l'activité des aide-soignants : «PARO *a des réactions lorsqu'on le touche : il bouge, il ouvre ses yeux, il nous regarde, […] moi je trouve que ses réactions sont très importantes […] donc il nous aide beaucoup. Et là, j'avais des suspicions sur ce monsieur donc je ferai attention. Ce patient est là depuis plusieurs mois.* PARO *m'a aidé à y voir plus clair!*»

Lors de mon étude, une partie de l'équipe soignante compare souvent PARO à un objet transitionnel. Dans nos sociétés occidentales actuelles[2], le jeune enfant (vers 4 mois) s'attache à un objet matériel qui lui permet de prendre de l'assurance dans le détachement progressif du lien avec sa mère et apprendre à gérer ses émotions. Il s'agit de l'objet transitionnel, décrit par Donald W. Winnicott, qui est abandonné lorsque l'enfant parvient à gérer ses émotions de façon socialement acceptable[3]. Pour ma part, je compare PARO à un doudou, cet objet fétiche[4] qui n'aménage pas l'espace créatif de l'enfant ou de l'adulte. L'enfant (ou l'adulte, les adultes aussi ont des doudous) en devient dépendant et aura du mal à s'en défaire. Avec du recul, PARO n'est ni un objet transitionnel ni un doudou. On a l'impression – et on a tendance à faire en sorte – qu'il le soit. Quand le personnel soignant le compare à un doudou, il renforce (ou non) l'attachement qu'y porte le patient. Comme à la crèche, au jardin d'enfants ou à l'école maternelle, plusieurs intervenants professionnels vont jouer le rôle de normalisation explicite ou implicite : « *À travers l'objet transitionnel, un produit culturel mis en place par les modifications des techniques de soins en Occident, assure une fonction symbolique à la manière d'un rite de passage pour gérer la séparation, et l'angoisse qui l'accompagne, autant chez l'enfant que chez la mère*[5]. »

Il tient le rôle « *d'objet d'accordage affectif*[6] » ou absorbeur d'émotions positives et négatives, en rassurant la personne et en calmant ses angoisses. PARO permet (dans certains cas) de réduire l'anxiété et l'agressivité des patients qui parlent de – ou avec – lui, jouent avec... ce qui contribue à faciliter l'intervention des équipes soignantes. Pour Serge Tisseron, ce robot est un « *objet régulateur des affects*[7] ». Cette comparaison permettra de ne pas commettre de confusion entre ce qui se passe avec ces personnes âgées vulnérables et PARO.

PARO me fait aussi penser à la *syngué sabour*, la pierre de patience. Dans la mythologie perse, il s'agit d'une pierre que l'on pose devant soi afin de déverser en elle ses malheurs. Ainsi, PARO absorbe comme un réceptacle les confidences, les émotions, les ressentis des patients et capte, en quelque sorte, leur bien-être ou leur mal-être. PARO est bien un instrument de patience pour les soignants (contourne, focalise, détourne l'attention) autant que pour les patients (verbalise, indique leur souffrance). Il constitue ainsi un curseur précieux dans le travail du soignant.

Pour aboutir à une interaction satisfaisante, le personnel soignant doit être en mesure d'initier, maintenir et surtout interpréter les signes (gestes, mimiques...) de l'interlocuteur en les indexant à une signification pertinente en rapport avec le contexte.

Notes

1. Serge Tisseron, *Le jour où mon robot m'aimera. Vers l'empathie artificielle*, Albin Michel, 2015.

2. Rachel Gasparini, « Le doudou à la maternelle : un "objet transitionnel" privé dans un monde scolaire public », *Revue française de pédagogie*, 181|2012 : Varia, p. 71-82.

3. Serge Tisseron, *Petit-traité de cyberpsychologie*, Le Pommier, 2018, p. 223.

4. Serge Tisseron, « Les objets numériques ne sont pas des doudous : penser le processus plutôt que les objets », *L'école des parents*, 2016/6, n° 621, p. 77-88.

5. Yolande Govindama & Jacqueline Louis, « Endormissement et fonction de l'objet transitionnel chez le jeune enfant entre 12 et 24 mois : une étude transculturelle », *Devenir*, 2005/4 (vol. 17), p. 323-345. https://www.cairn.info/revue-devenir-2005-4-page-323.htm.

6. Serge Tisseron, 2018, *op. cit.*, p. 223.

7. Serge Tisseron, 2018, *op. cit.*, p. 224.

VII.
PARO, peux-tu m'aider à communiquer ?

En plus des robots humanoïdes, nous serons confrontés à des robots dits « humanisants », programmés pour encourager les humains à établir des liens entre eux, à communiquer.

PARO, vecteur de communication verbale et non verbale

Pour le malade atteint d'Alzheimer, le langage ne résonne plus de la même manière et peut devenir un vecteur d'incompréhension. La communication s'établit alors davantage par le langage non verbal. En présence du PARO, la communication des patients se trouve améliorée : les personnes âgées sont stimulées, soit par le personnel soignant qui met en place des stratégies, soit par le robot lui-même qui est capable d'interaction. Nos résultats rejoignent l'idée de Serge Tisseron, qui décrit PARO comme un robot «*de qui on parle, plus que de celui à qui on parle*».

Avec PARO, les patients se plaignent moins et prennent soin du robot en le câlinant, en lui parlant et en compatissant. Les soignants semblent considérer le robot comme un réel atout dans leurs interactions avec les personnes âgées.

Nous avons également constaté une incidence de l'environnement sur les situations d'interaction. Lorsque PARO est présent, le personnel soignant s'en sert comme une ressource dans l'interaction. Les discussions tournent autour du PARO entre l'équipe soignante et les patients, en essayant de lui trouver un nom, en interprétant ses réactions ou encore en le décrivant physiquement. Les caractéristiques physiques du PARO («*il est beau*», «*il a des beaux yeux*», «*il est calme*») semblent être significatives. Les soignants les utilisent de deux manières : soit pour amorcer la conversation (phatique), soit pour imiter le discours du patient.

De leur point de vue, PARO est également considéré comme une ressource car il interagit avec son environnement ; c'est une troisième personne dans l'interaction :

«*Il bouge donc c'est tout de suite plus vivant, ça crée un petit lien.*»

«*C'est un peu bizarre ce que je dis, mais c'est comme si c'était une troisième personne qui était en interaction avec nous.*»

PARO semble alors être source de satisfaction :

«*Partager ce moment de plaisir avec ce robot, avec ce PARO, c'est un bon travail moi je dis.*»

«*C'est un bon moyen d'entrer en communication.*»

«*L'interaction avec le patient assis à côté a permis de discuter de leurs animaux de compagnie. Il faudrait améliorer mon approche, la façon de présenter* PARO *pour pouvoir l'utiliser davantage.»*

«Un médecin hospitalisé, polyglotte, n'arrivait plus à faire une phrase sans mélanger différentes langues à cause de la maladie. Avec PARO, *il a retrouvé sa langue. Ce sont de petits bonheurs furtifs!»*

«C'est un tiers de confiance qui ne juge pas.»

Le patient est reconnu pour son individualité et ses limites lors d'un dialogue simple sont respectées. Il évite la position d'échec en vous nommant plutôt qu'en étant obligé de vous nommer et fait appel à ses capacités (ainsi, il a de bonnes chances de trouver la réponse). Tout ceci se fait dans un cadre sécurisé en présentant des données qui l'aideront à savoir qui il est, qui nous sommes et ce que nous effectuons avec lui.

Les interactions soignants / PARO / patients

C'est un nouveau support de médiation puisque PARO propose «*des mimiques simplifiées et des intonations simplifiées*[1]». Grâce à son algorithme, il reconnaît certaines émotions, y répond de façon adaptée et interagit de manière simple avec autrui. C'est un outil supplémentaire dans le quotidien du personnel soignant : il joue un rôle de médiateur qui peut notamment compléter des informations sur l'histoire et le vécu du patient transmis en général par sa famille.

En règle générale, le soignant se met face au patient, établit un contact visuel, attire son attention (par exemple en lui prenant doucement la main), utilise des phrases courtes, préfère les questions fermées, utilise les gestes pour faciliter la transmission d'un message, répète le message si un doute persiste quant à sa compréhension, laisse le temps au patient de s'exprimer et ne néglige pas le langage du corps.

Cette proxémie est un marqueur de la distance intime entre le soignant et le patient, permettant un échange. La kinésique ici est primordiale : le soignant met la main sur l'épaule du patient, le patient touche et caresse PARO. Le toucher est bien un langage, et le contact ici est thérapeutique. Cette authenticité mène à la congruence et se définit comme un temps où le soignant instaure une distance ni trop proche ni trop éloignée, ce qui crée une harmonie entre patients et soignants.

Le troisième constat est que l'usage du PARO facilite, soutient, provoque, maintient et encourage notamment la communication ainsi que les échanges entre les patients et le personnel soignant. La présence du robot favorise les échanges de regards, l'expression des émotions, l'usage du toucher, le rapprochement physique entre le personnel soignant et les patients. Cet usage améliore la communication verbale des patients, en la rendant plus positive et la communication non verbale également :

« *Il a des traits apaisants pour le contact visuel et tactile. Il suscite le contact verbal, favorise le transfert des sentiments, le souvenir.* »

« *C'est un vecteur de communication suppléée par le soignant.* »

« *Il crée une interaction. Ce sont des sourires, des caresses, voire de la tendresse. Ça fait du bien !* »

Le robot est un facilitateur qui permet aux malades d'exprimer leurs émotions ou des affects en établissant ainsi des liens et des échanges verbaux et non-verbaux avec le personnel soignant.

« *On est très proches physiquement des patients.* »

« *Il crée du lien supplémentaire entre les collègues. Nous en parlons entre nous.* »

« *C'est utile pour la communication limitée voire fermée. Il permet d'entrer en contact soit visuel, verbal ou tactile.* »

« *Un patient peut chercher le contact visuel, verbal et/ou tactile avec* PARO. »

« Il permet de verbaliser et d'exprimer une souffrance. »

« Les patients nous écoutent plus. PARO *facilite la relation, c'est un soutien. »*

« C'est un objet exutoire pour eux. Il apaise. Un animal ne nous juge pas. »

« C'est un confident, on apprend des choses intéressantes sur les patients. »

« Avec PARO, *les relations sont plus faciles et plus conviviales. »*

« Il apporte une aide : c'est une communication avec les patients. »

Ce robot représente « *un objet d'attachement et de projection*[2] ». L'interaction avec PARO peut stimuler les échanges verbaux et non-verbaux et favoriser la simplification caractérisée par son visage, ses expressions, ses sons, ses mouvements, son fonctionnement et sa répétitivité. Mon étude montre que les personnes âgées en présence d'un robot compagnon lui confient des choses qu'elles n'avaient jamais dites avant ou oubliées. Dans la relation triadique que composent le patient, le robot et le soignant, les « *interactions sont multimodales*[3] ». En plus des interactions (médiatisées) à trois, il y a aussi des interactions soignant / patient, patient / PARO, soignant / PARO et chacun des pôles de la triade est en relation constante avec son environnement.

Selon Philippe Coiffet, « *le robot est un outil évolutif ou instable dans ses performances physiques (dimensions, dextérité, habileté) et psychiques (intelligence, niveau de "conscience") aussi bien que les types d'interface et la structure de l'environnement des expériences. Chacun de ces niveaux de performances ainsi que le scénario expérimental ont un impact majeur sur les résultats des interactions homme / robot. D'où un gros problème, à mon sens, de normalisation sur tous ces aspects pour une interprétation significative des résultats affichés.* PARO, NAO, PEPPER, ROMÉO *et autres* AIBO *ne donnent que des résultats flous. Tant mieux s'ils sont positifs pour les patients, mais ça ne reste que des balbutiements. Il est très difficile de savoir pourquoi sur le fond ça donne de tels résultats. En robotique "classique" on considère le triplet usuel : robot / homme / environnement pour "pédaler" sur des modèles explicatifs. Ce triplet est remplacé dans les applications psychiques par : robot / thérapeute / patient, ou bien : robot / patient / environnement*[4]. »

Il poursuit : « *Or il y a une forte corrélation (qu'on voit bien avec les récits des différentes expériences) entre le comportement du robot et l'affect ressenti par le "spectateur" (thérapeute ou patient). Cet affect dépend de la nature et de l'intensité de l'interaction. Comment déterminer ce qui "manque" à un robot pour "réveiller", toutes autres conditions étant fixes, une mémoire ou un sentiment chez un autiste ou une personne atteinte d'Alzheimer d'une catégorie déterminée ? Peut-être ne manque-t-il rien et qu'une pomme de terre ferait le même effet grâce au savoir-faire du thérapeute ? Il faut donc réussir à déterminer quelles propriétés (physiques, sensorielles, mentales) du robot agissent comme excitateur du patient (seul ou assisté). J'ai bien vu que certains essayaient indirectement de le faire en comparant l'importance de la vision, du mouvement et de l'oral.* »

Je partage l'avis de Philippe Coiffet. PARO semblerait «*faire du bien*» aux patients atteints de la MA. Philippe Coiffet s'explique : « *C'est le constat qu'on est seulement au début de tout ça et que le côté médical doit beaucoup plus être intégré au côté scientifique. Le scientifique est bon pour réaliser des conditions expérimentales reproductibles, normalisées, et pour faire des calculs sur les résultats, en résumé. Le thérapeute doit être bon pour expliquer en termes non littéraires ce qu'il voudrait mettre en évidence et interpréter en termes médicaux ou psychologiques les résultats.* »

Ce que veut dire ce roboticien, c'est qu'il faut mettre en place une coopération confiante et réciproque vis-à-vis du PARO pour avancer.

Notes

1. « *Mais en même temps, un robot, parce qu'il n'est pas un être humain, peut aussi proposer une communication simplifiée. Et cette caractéristique s'avère très utile avec des personnalités, ou dans des situations où la complexité des émotions humaines peut dérouter. [...] Les enfants autistes ont des difficultés à identifier les mimiques humaines, et plus encore à intégrer simultanément une multitude d'informations relatives aux gestes, aux attitudes, et aux intonations* », Serge Tisseron *Le jour où mon robot m'aimera. Vers l'empathie artificielle*, Albin Michel, 2015, p. 17.

2. Ritta Baddoura suggère que « *Son statut oscillant entre objet inanimé, d'une part et pseudo-sujet animé, est fondamental et apparente le robot à l'objet transitionnel winnicottien.* »

3. Marie-Line Carrion-Martinaud et Marc-Éric Bobillier-Chaumon, *op. cit.*

4. Philippe Coiffet, « De l'avènement des robots au risque de la robotisation de l'humain », *op. cit.*

VIII. PARO, m'aimes-tu vraiment ?

L'empathie artificielle décrit le fait que les robots et certaines interfaces soient conçus afin de développer certains aspects de l'empathie humaine. Les tentatives de mettre au point de tels robots remontent aux années 1990 et posent de nombreuses questions, notamment éthiques.

De l'empathie artificielle

En 1997, Rosalind Picard, chercheuse au MIT (Massachusetts Institute of Technology), publiait un article sur « *l'informatique affective*[1] ». Elle y soutenait que les ordinateurs et les robots devaient être capables de « ressentir » et d'« exprimer » des émotions afin de mieux servir les humains. Depuis, un peu partout dans le monde, des scientifiques cherchent à doter les machines qui nous entourent d'une empathie artificielle. Aujourd'hui, des robots ont la capacité d'analyser nos émotions et de transmettre un semblant d'émotion en retour. C'est le cas des robots PARO, PEPPER, ALICE, SOPHIA et NAO qui, grâce à des capteurs, peuvent détecter les micro-expressions ainsi que l'intonation de la voix de leur interlocuteur, et transmettre une réponse émotionnelle appropriée.

Deux études récentes prouvent que nous serions en effet capables de ressentir de l'empathie envers les robots, une empathie semblable à celle qu'on éprouve envers nos pairs. L'étude récente de l'université de Duisbourg-Essen en Allemagne a observé des sujets humains face à une vidéo[2] dans laquelle un petit robot dinosaure nommé PLEO est traité soit de façon brutale soit de façon affectueuse. Elle montre « *que l'activité neuronale dans les régions du système limbique est identique lorsque les participants sont confrontés à des vidéos de violence à l'égard d'humains et de robots*[3] ». Dans la vidéo, les chercheurs montrent PLEO, le cajolent puis le « maltraitent ». Les relevés d'activité physiologique indiquent des réactions claires lors des maltraitances faites au robot.

Dans la première partie de l'expérience, les chercheurs ont mesuré la conductance de la peau (comment la peau conduit l'électricité) des 40 participants. Lorsqu'ils ont visionné des vidéos violentes, les mesures ont révélé que la conductance de leur peau augmentait (nous transpirons plus quand nous ressentons des émotions fortes), même s'ils affirmaient ne pas avoir été choqués. La seconde partie de l'expérience mesurait par technique IRM l'activité cérébrale face à des images de violence à l'égard d'humains, de robots, puis d'objets quelconques. Il s'avère que l'activité neuronale dans les régions du système limbique est identique lorsque les participants sont confrontés à des vidéos de violence envers des humains et des robots.

Une autre étude japonaise révèle que les mêmes zones du cerveau s'activent lorsque l'on voit un humain ou un robot dans une situation de souffrance (étude de l'activité cérébrale par électroencéphalographie).

Selon les philosophes Paul Dumouchel et Luisa Damiano, les robots dits sociaux doivent donner à leurs partenaires humains l'impression «*suffisamment convaincante et durable d'être en présence de quelqu'un*[4]». Ils estiment que «*vivre avec les robots peut être l'occasion d'un avenir meilleur, non pas économiquement mais moralement et humainement*». L'éducation peut en effet être un facteur à la fois levier et bénéficiaire des avancées en intelligence artificielle.

Serge Tisseron, dans son ouvrage *Le jour où mon robot m'aimera, Vers l'empathie artificielle*, présente nos différentes relations avec les robots qui assurent auprès de nous quatre fonctions : esclave, complice, témoin et partenaire. Il y donne également des exemples de militaires ayant une grande empathie pour leur robot. Un colonel de l'armée américaine a même fait arrêter un projet au cours duquel le robot hexapode démineur (en forme de phasme) se faisait exploser les pattes une par une tout en continuant à chercher les mines. Ces soldats américains avouent ressentir de la peine et de la colère lorsque leurs robots démineurs sont détruits, certains allant même jusqu'à leur organiser des funérailles et leur décerner des médailles de mérite lors de cérémonies. Cependant, cette empathie pour les robots peut amener des militaires à prendre des risques pour qu'ils ne soient pas détruits. Serge Tisseron souligne que tous les soldats ne réagissent pas de la même façon : «*Ces expérimentations soulignent que les personnes réagissent de manière réflexive face à un robot et ressentent ses émotions. Elles montrent ainsi que l'empathie développée par les humains en contact avec un robot humanoïde comprend quatre dimen-*

sions : une empathie d'action, émotionnelle, cognitive et d'assistance. » Dans ce même ouvrage, Serge Tisseron observe les conséquences du développement de l'intelligence artificielle sur nos relations et notre rapport au monde. Ce psychiatre expose les raisons pour lesquelles les hommes s'attachent aux objets et nous met en garde sur la relation que nous allons certainement créer avec les robots. Il s'intéresse principalement aux robots dits sociaux qui accompagnent – et accompagneront – notre quotidien. Ce n'est pas l'intelligence des robots qui sera mise en avant pour nous persuader d'en adopter un mais son (soi-disant) « *cœur artificiel* ». Serge Tisseron s'appuie notamment sur trois « références » pour penser cette relation : les relations de l'homme à ses semblables, à ses objets et à ses images. Le robot sera, en quelque sorte, tout cela « *à la fois* » : un objet dit intelligent avec des traits humains et supports d'images multiples, pour lequel nous manifesterons une « *empathie artificielle* ». L'empathie artificielle, c'est éprouver de l'empathie envers une machine et pouvoir interagir avec elle comme avec un de nos semblables. Pour que nous acceptions le robot, il devra être capable d'interagir avec nous, tout en s'adaptant à nous, comme les robots dits émotionnels qui sont capables de nous envoyer un *feed-back* émotionnel. Ainsi, ils identifient les émotions d'un humain en se basant sur des indices physiques ; une fois les réactions identifiées, ils y répondent avec des expressions, mimiques et gestuelles et donnent l'illusion de comprendre les états affectifs de l'humain et d'y être sensibles.

Il faut donc que le robot me donne l'impression non seulement de me comprendre, mais de me rassurer, de m'estimer, de m'écouter, bref qu'il m'aime. Serge Tisseron l'explique et le démontre : mon robot n'aura jamais la capacité de m'aimer comme je pourrais l'aimer. Pour lui, utiliser ces techniques pour faire croire que les robots seront capables de sentiments serait malhonnête. En donnant l'impression que le robot a des émotions, son programmeur trompe l'interlocuteur et peut encourager la création d'un lien affectif disproportionné entre l'homme et la machine ou mentir sur les intentions de la machine. C'est le paradoxe de l'empathie artificielle, chère aux slogans de certains fabricants de robots. Au Japon, le robot KOKORO (qui signifie « cœur ») souhaite toucher le cœur des gens. Ainsi, le robot est et restera une machine à simuler. Seulement, elle le fera de mieux en mieux et nous serons plusieurs à croire que cet amour est réel et bien réciproque. Si certains psychologues craignent que le robot devienne un substitut aux relations humaines, d'autres pensent au contraire qu'il peut devenir un catalyseur de relations sociales. Là est l'idée de chercheurs en robotique sociale comme Véronique Aubergé du laboratoire d'informatique de Grenoble (LIG), pour qui le robot peut se fondre dans le tissu social sans se substituer à l'humain.

PARO, un partenaire idéal ou idéalisé ?

PARO agit sur la communication, la favorise et permet ainsi aux malades de retrouver leurs capacités perdues. Le robot n'a pas exactement un impact direct sur la parole mais sur la communication. En ce sens, son action ne se situe pas sur le plan physique, mais sur le plan psychologique et émotionnel. C'est bien une « *technologie palliative pour les personnes âgées et supplétives pour le personnel soignant en tant qu'aide*[5] ». L'usage du PARO ici n'est pas substitutif puisqu'il ne vient pas remplacer l'humain, ce qui est la crainte la plus souvent exprimée dans le milieu de l'accompagnement de la personne âgée.

Parallèlement à ces difficultés, les nouvelles technologies se développent avec une croissance exponentielle, le public concerné s'élargit et les coûts se font toujours plus bas. Cela permet d'ouvrir nos horizons avec des solutions pour améliorer la prise en charge des personnes et leur qualité de vie, permettant une meilleure efficacité des professionnels de santé. Ce premier usage du PARO mène le personnel soignant à la fois à prendre des initiatives et à s'interroger sur ses actions, son rôle et sa place. Le personnel soignant reproduit pour le moment le schéma organisationnel antérieur : il n'y a pas de changement réel et le bilan est pour le moment provisoire. C'est bien une phase d'expérimentation voire de tâtonnement.

Notre étude montre que l'usage du PARO dans les hôpitaux s'imbrique dans des pratiques existantes (ateliers), des habitudes (sessions individuelles) et des normes préexistantes. Effectivement, les deux services ont une « philosophie particulière ». Ils n'ont pas besoin d'un protocole rigide mais bien d'une « intelligibilité mutuelle » basée sur des règles techniques, langagières, sociales et éthiques partagées et connues de tous. Les acteurs observés ont un langage et une vision des choses qui leur sont propres, ils souhaitent s'entendre sur un langage commun (robot, mascotte, animal de compagnie, etc.) et définir dans quels types de décisions interviendra chaque utilisateur (session individuelle ou collective, usage diurne ou nocturne).

Le personnel a besoin de prévoir, d'anticiper et de mettre en place de « *suffisamment bonnes pratiques* », de maîtriser cet objet technique et de respecter les normes déontologiques.

C'est ce que nous voyons sur le terrain : il se met en place un usage semi-normé, en « co-construction », c'est-à-dire une sorte de protocole à « *la carte*[6] » à partir des besoins des patients et du personnel soignant. C'est certainement un aspect fondamental de l'usage de la thérapie assistée par un robot : elle sera utilisée dans un cadre sécurisé et sécurisant à la fois pour les patients et pour les soignants.

PARO contribue à une amélioration des conditions de travail des personnels soignants en réduisant notamment l'anxiété, la déambulation et l'agressivité de certains malades. Il devient en quelque sorte un coopérateur pour le personnel soignant en permettant une écoute active et une connaissance plus approfondies des patients. Ici, PARO exerce bien une «*fonction de partenaire*[7]». Il n'y a pas d'excès de technicisation et le soignant ne se centre pas uniquement sur le soin réalisé : il laisse la place à la relation.

Il est important de rappeler que ce contexte médical n'est pas simple. Les notions de plaisir, «*d'amusement, de curiosité et motivation*[8]» pour le personnel soignant sont importantes avec cette nouvelle thérapie non médicamenteuse : prendre plaisir à accompagner, se contenter d'une simple caresse, d'un sourire renvoyé par la personne; et accepter cette relation particulière *via* PARO accentue cette bienveillance du personnel soignant.

PARO renforce le caractère authentique de la relation avec les patients. Il permet d'améliorer la qualité de vie des soignants comme des patients en renforçant la coordination entre tous les intervenants, et valorise les compétences de chacun. Ce robot, ou plus exactement cette thérapie non médicamenteuse, rompt avec le modèle dominant de l'*evidence based medecine*. Nous le voyons ici, la trame non maîtrisée de l'événement est primordiale dans la relation de soin et de la prise en charge.

Notes

1. Rosalind W. Picard, *Affective Computing*, MIT Press, 1997. Jianhua Tao, Tieniu Tan, *Affective Computing: A Review*, First International Conference, ACII 2005, Beijing, China, October 2005, Proceedings, 2005, vol. 3784, p. 981-995.

2. https://www.youtube.com/watch?v=wAVtkh0mL20.

3. Marguerite Pometko, «Les dangers de l'empathie artificielle», *EchoSciences Grenoble*, 2016, https://www.echosciences-grenoble.fr/communautes/monstrueux/articles/les-dangers-de-l-empathie-artificielle.

4. Paul Dumouchel & Luisa Damiano, *Vivre avec les robots. Essai sur l'empathie artificielle*, Le Seuil, 2016.

5. Marie-Line Carrion-Martinaud, *L'appropriation d'une technologie à partir de la conception participative : le cas du robot* PARO, 2016, Master 1 Sciences Humaines et sociales, mention psychologie, spécialité psychologie sociale et du travail, Université Lumière Lyon 2.

6. Voir les travaux de Ritta Baddoura, « Le potentiel thérapeutique de l'interaction homme-robot », *La lettre du psychiatre*, vol. 12, n° 1, janvier-février 2016, et de Martha de Sant'Anna, Bernard Morat & Anne-Sophie Rigaud, « Adaptabilité du robot PARO dans la prise en charge de la maladie d'Alzheimer sévère de patients institutionnalisés », *Neurologie, Psychiatrie, Gériatrie*, vol. 12, n° 67, 2012, p. 43-48.

7. « *L'être artificiel nouveau serait bien différent des anciennes tentatives puisque lui, enfin, répondrait, interviendrait, et aurait, pour tout dire, une autonomie digne d'un véritable partenaire* », Philippe Breton, *À l'image de l'Homme. Du Golem aux créatures virtuelles*, Seuil, 1995, p. 176.

8. Voir les travaux de Ritta Baddoura : « Le potentiel thérapeutique de l'interaction homme-robot », *La lettre du psychiatre*, vol. 12, n° 1, janvier-février 2016 et « Le robot social médiateur : un outil thérapeutique prometteur encore à explorer », *Le journal des psychologues*, n° 350, 2017.

IX. PARO, du *kawaï* aux Gremlins ?

***Gremlins*[1] est un film** réalisé par l'Américain Joe Dante en 1984. Il met en scène des petites créatures imaginaires qui ravagent une ville américaine. Au départ, elles étaient des mogwaïs, c'est-à-dire d'adorables et dociles petites bêtes à la fourrure soyeuse, mais après un non-respect des règles, elles se transforment en cocons. Lorsque ces cocons éclosent, ils donnent naissance à des Gremlins, des créatures terrifiantes aux grandes oreilles, aux dents acérées et à la peau verdâtre et sans poil. Et si PARO, ce *kawaï* («mignon» en japonais), subissait d'autres mues technologiques aussi inquiétantes et effrayantes ?

Les limites des robots

Tout comme nos objets du quotidien, le robot, en devenant de plus en perfectionné, pourra être notre serviteur, notre complice, notre témoin ou notre partenaire; et ces différentes fonctionnalités pourront cohabiter. Cette situation hors-norme, source d'ambivalence, d'illusions et de leurres, entraînera trois risques éthiques[2].

Le premier risque est d'envisager le robot comme un objet comme les autres en oubliant qu'il est programmé et connecté. Cette interconnexion généralisée permet d'envoyer des données vers un serveur distant à disposition des fabricants, potentiellement prescripteurs de comportements et d'achats. Serge Tisseron nous met en garde contre «*la confusion entre l'homme et la machine, et qui risque de nous faire oublier qu'un robot "empathique" pourra être en même temps un espion invisible et permanent de tous les faits et gestes de son propriétaire.*» Ce robot «*qui aura du cœur*» sera – et restera – sous le joug de ses concepteurs, qui feront tout pour que les robots deviennent nos interlocuteurs rêvés. Le deuxième risque est de considérer le robot comme un «*ersatz d'humain*» capable lui-même d'émotions (émo-robots), de douleurs et d'états d'âme. Quand le robot aura l'apparence d'un humain capable de se synchroniser avec les mimiques, les gestes et les attitudes de son usager, son pouvoir de manipulation sera énorme. Tisseron craint aussi que ces robots dits sociaux ou intelligents modifient notre relation avec nos semblables. Ce n'est pas le robot en lui-même qui est problématique, mais notre désir pour lui. Enfin, le troisième risque est de projeter sur le robot une image souhaitable de l'humain, et d'assister à «*l'infiltration progressive des relations humaines par un idéal de perfection qui n'a rien d'humain*». Le robot sera apprécié pour son efficacité et sa prédictibilité en tant que confident patient, courtois, aimable et surtout non contrariant, ce qui pourrait à terme nous faire préférer notre robot (prévisible) à l'être humain (imprévisible).

Serge Tisseron alerte sur la nécessité d'anticiper l'arrivée de ces compagnons d'un nouveau genre : «*réfléchissons ensemble alors dès aujourd'hui à ce que nous pouvons faire tous ensemble avec des robots*». Sinon, nous risquons d'accueillir chez nous un robot correspondant exclusivement aux orientations technologiques et idéologiques des fabricants et des GAFAM[3]. Il faut aussi encourager l'*open source* et enseigner aux enfants la programmation informatique afin d'acquérir le savoir nécessaire à la construction (et déconstruction) de ces technologies avancées; et surtout, les préparer à prendre du recul par rapport aux attitudes et réponses proposées par les robots.

Ainsi, l'éducation (goût du débat et de la controverse, apprentissage de la programmation) et la législation (protection des données personnelles, droit à un système ouvert, modifiable et reprogrammable) joueront un rôle décisif, qui se précise dès aujourd'hui. Serge Tisseron nous incite à réfléchir à la mise en place de «*robots humanisants*» plutôt que de robots humanoïdes. Un robot humanisant est programmé pour inciter les humains à établir des liens entre eux, les aider à entrer en contact les uns avec les autres, à créer des solidarités et à respecter les valeurs d'égalité. La protection de la vie privée, le droit de se déconnecter de ces «*robjets*» et la réflexion à l'égard des «*robots que nous voulons*» sont essentiels aujourd'hui pour anticiper nos vies futures avec les robots.

Les contre-indications du PARO

L'impact à long terme, les effets indésirables de l'usage du PARO et les risques psychologiques ou pathologiques associés ne sont pas connus. Ils devraient faire l'objet d'une étude. L'effet du PARO ne semble perdurer que sur la durée de l'intervention et améliore à court terme l'état émotionnel des patients. On peut s'interroger sur son efficacité *limitée*. Par exemple, à la fin d'une séance, l'angoisse d'une patiente est revenue et un autre patient est redevenu déprimé. On constate des cas de rejet de la part des soignants et des soignés. À Villejuif, une infirmière avait beaucoup de mal avec PARO. Tous les soignants ne manifestent pas l'envie d'adopter l'outil. D'autres sont aussi déstabilisés : une aide-soignante était mal à l'aise face au robot la première fois qu'elle l'a vu en marche. Certains patients le rejettent, refusent de le toucher et évoquent des souvenirs douloureux avec des animaux ou de jeunes enfants. Les effets du robot sont limités dans le temps et il n'est pas adapté à tous les patients. C'est une solution possible dans certains cas mais ce n'est pas *la* solution.

D'autres difficultés sont souvent évoquées en lien avec la représentation du jeu : la peur de l'infantilisation est toujours en arrière-fond de la pensée des professionnels qui utilisent le jeu, se détournant ainsi de toute une offre qui pourrait pourtant être adaptée. Certains soignants trouvent infantilisant de faire parler un adulte à une peluche, surtout devant les membres de leur famille. En général, le personnel soignant évite l'infantilisation du patient en lui parlant doucement et normalement. Une régression a souvent lieu (souvenirs d'enfance) mais elle est bénéfique (ressources pour affronter la réalité) et de courte durée.

Des difficultés en lien avec Alzheimer apparaissent également lors de séances avec PARO. Ritta Baddoura souligne et insiste sur ce point : « *Les effets indésirables et les risques liés à l'usage à visée thérapeutique des robots dits sociaux demeurent inconnus. [...] Le robot pourrait maintenir le patient dans un cycle répétitif, figé et fermé au changement parce que trop sécurisant.* » Il faut « *s'approprier avec prudence* » ces robots dits sociaux. En effet, j'ai observé ce cycle de communication fermée et limitée : il est également renforcé parce que le personnel soignant compare souvent PARO à un doudou, une confusion qui comporte un risque important.

En relisant le manuel d'utilisation du PARO, j'ai trouvé ce passage extrêmement parlant : «*À travers cette interaction entre PARO et la personne, PARO peut réagir de la même manière que s'il avait un cœur et de réels sentiments, et peut développer une personnalité à travers ses différentes manières de bouger et d'émettre des sons. [...] Prenez soin du PARO et faites-vous plaisir en interagissant avec lui, en lui parlant et en le caressant. Quand PARO est caressé ou tenu doucement, il se sent bien et heureux. Inversement, lorsque PARO est tenu trop brusquement ou tapé, il se met en colère. Lorsque ses moustaches sont touchées, il bouge sa tête de gauche à droite comme s'il était timide*[4].» Ainsi, PARO aurait un cœur, des sentiments, des émotions (joie, colère), des traits de personnalité et des besoins. On accueillerait PARO comme un nouveau membre de la famille. Cette confusion volontaire est une erreur et un véritable risque. Cette sorte de campagne de marketing nous dupe et nous laisse croire que ces robots dits sociaux nous aiment, s'attachent à nous et qu'ils ont besoin de nous pour vivre. Cette sorte de bluff technologique, plus exactement ce flou technologique véhiculé par PARO n'entraîne-t-il pas des attentes irréalistes, surréalistes et démesurées de la part des usagers, qui dépassent largement les possibilités des robots actuels ? Il faut le rappeler : ce ne sont que des machines humanisantes avec une intelligence artificielle simple.

Quand le personnel soignant, les patients et le P.-D.G. d'Inno3Med parlent du robot PARO, ils disent «*de PARO*» exprimant de fait un rapport à un humain. Je pense qu'il faut aussi instaurer une distanciation verbale par rapport aux robots et utiliser «du robot PARO» ou «du PARO» pour exprimer un rapport, à un objet, ou plus exactement à un «robjet».

Une autre difficulté est liée à son poids : un PARO pèse 2,5 kg et toutes les personnes âgées n'ont pas la force de le porter, ce qui peut le rendre dangereux. Les patients n'ont pas la même réaction face à lui. Quand le pensionnaire se montre curieux et cherche le contact avec ce phoque interactif, les soignants le laissent interagir. Mais il arrive que des résidents le repoussent. Dans ce cas, le personnel soignant doit recourir à une autre méthode, médicamenteuse ou non.

La diminution des coûts est une attente majeure pour la robotique – si ce n'est la plus grande attente. Les robots dits sociaux coûtent cher à produire, ce qui oblige les institutions gériatriques à dépenser beaucoup pour équiper leurs services. Le prix du PARO le rend souvent inaccessible à la plupart de ceux qui ont un fort besoin d'en acquérir un second. Le coût d'achat et d'entretien du PARO par exemple, reste assez élevé (plus de 5 000 euros). Il faut donc valoriser la recherche pour réduire les coûts liés à la construction des robots et réduire les prix d'achat. Par ailleurs, la thérapie par robot peut être contraignante car cette méthode exige la disponibilité d'un intervenant. PARO ne libère pas du temps mais il en demande.

L'autonomie du PARO est limitée (deux heures). Les robots actuels ont, pour la plupart, une batterie particulièrement faible et passent parfois plus de temps en charge qu'en activité. On peut utiliser un PARO branché mais cela limite et complexifie les séances.

L'intégration de ce robot dit social nécessite un entretien quotidien et une supervision permanente. PARO n'est pas là pour prendre la place des soignants mais bien pour les assister dans certaines tâches spécifiques à certains moments et dans certaines circonstances. Mes résultats indiquent une crainte par les personnels soignants de la non-maîtrise de l'objet, de la déshumanisation du lien et de leur profession. Une pré-appropriation du robot semble transformer les craintes exprimées en ressources, créant ainsi un lien nouveau avec les patients. Leur expérience de la maladie semble initialement être un frein à l'intégration du robot, mais sera une ressource dans la création du contact médiatisé par la gérontechnologie.

Enfin, l'efficacité de l'intervention du robot doit encore être précisée. En effet, bien que les études soient prometteuses, elles ont souvent des limitations dues au petit nombre de sujets, à l'absence de groupe de témoin et à la courte durée de l'intervention. Par ailleurs, il serait utile de comparer de façon plus approfondie cette intervention à d'autres interventions comme une thérapie utilisant un autre animal-robot ou peluche mécanique. Enfin, une comparaison du bénéfice de différents robots pourrait également être intéressante.

Les émotions que renvoient PARO sont assez simplistes. Il faut être vigilant face à cette sorte d'anthropomorphisme. Quand on analyse les expressions faciales, la tonalité de son cri et le contenu des messages non-verbaux du robot, il est possible d'en déduire l'état émotionnel d'un patient. Seulement, il faut bien comprendre que les robots dits sociaux n'entrent pas en contact *via* des ressentis, mais bien à travers «*une perception de ressentis reconstitués, qui vont s'articuler au travers d'algorithmes*[5]».

J'ai interrogé par téléphone une cadre de santé dans un hôpital public de la Sarthe : elle est très déçue par l'usage du PARO. La mise en place d'un roulement autour du robot PARO n'a pas vraiment eu lieu et elle n'a pas vu PARO depuis six mois.

Je note que c'est une initiative personnelle : à Valognes, PARO est proposé par le gériatre mais l'équipe est volontaire et accepte de travailler avec lui. À Villejuif, la psychologue-référente n'a pas confiance en PARO, ce qui a limité son usage. Lors de la seconde formation en 2017, elle a pris conscience des effets positifs du robot. Seulement, sa réticence a fait perdre plusieurs mois dans l'acceptation et l'usage du PARO.

Le lieu où l'on stocke PARO peut constituer un frein à son usage. À Valognes, le personnel signale régulièrement qu'il est dans sa réserve, caché et loin, ce qui les empêche de l'utiliser plus souvent. À Villejuif, il faut utiliser un chariot :

«*Il est dans sa réserve à l'autre bout des deux services. Ce n'est pas instinctif de l'utiliser. PARO est sous-utilisé.*»

«*Depuis votre venue, l'équipe en parle plus et l'utilise.*»

« Les séances sont en général très positives. C'est très satisfaisant pour eux et nous. C'est une nouvelle façon d'avoir une adhésion aux soins. »

« Il contribue à la satisfaction du soignant comme les autres thérapies non médicamenteuses. »

« Parfois, PARO *nous amuse. »*

Lors d'un accident, le bruit lié à ses articulations peut gêner les soignants et les soignés. À Valognes, PARO a été endommagé. La réparation a duré plusieurs mois et a coûté plus d'une centaine d'euros. La cadre de santé s'explique :

« PARO *est en réparation… Il a subi une mauvaise chute, à la suite de l'agitation d'un patient pendant un atelier… Le coût de réparation est élevé… Il est envoyé au Danemark. Je vous épargne les détails mais pour l'instant nous sommes privés de cette thérapie. »*

Le président de la société Inno3med indique que :

« Concernant la réparation, il est assez difficile de répondre… le taux de retour est très faible (inférieur à 3 %), et les frais inhérents, hors transport aller/retour, varient entre 80 et 360 euros s'il faut nettoyer en plus la fourrure. »

Il est difficile de tirer des vérités générales et des lois reproductibles sur la base des études scientifiques actuelles travaillant sur l'usage du robot en tant qu'outil thérapeutique. Parfois, le robot compagnon va faciliter l'interaction avec des personnes souffrant d'Alzheimer ou des personnes présentant des troubles du spectre autistique. D'autres fois, les résultats sont moins concluants et le groupe contrôle avec un humain obtient des résultats plus efficaces que ceux obtenus dans le groupe avec le robot.

J'ai contacté le responsable d'Inno3Med en avril 2018. Il explique : *« Par rapport aux évolutions, rien à ma connaissance, mais cela ne signifie pas pour autant qu'ils ne sont pas en train de réfléchir en ce sens au Japon. »*

Quant à la psychologue Ritta Baddoura, elle reste mesurée : *« Je me refuse à l'idéalisation et au catastrophisme. Les robots restent des machines que l'homme programme. Certaines possèdent des compétences qui semblent avancées mais nous n'en sommes qu'aux préliminaires de ces interactions. Ce qui est passionnant, c'est tout ce que l'homme met et projette dans le robot. Sciemment ou inconsciemment. Et c'est dans ce sens que les robots sont un miroir complexe, à la fois familier et étrange, un prisme intéressant pour comprendre l'humain*[6]. »

C'est une piste prometteuse qui mérite le développement d'études plus standardisées portant sur des échantillons plus larges. Seulement, il faut rester vigilant sur le point de vue éthique : pas de confusion, pour des personnes vulnérables... Il faut connaître, repérer et structurer un cadre pour guider les pratiques futures avec PARO en institutions gériatriques.

Notes

1. La notion de Gremlins s'est développée pendant la Seconde Guerre mondiale. La Royal Air Force britannique rend officielle l'existence des Gremlins. Ils seraient responsables des attaques des avions de guerre. En 1943, l'écrivain britannique Roald Dahl publie *The Gremlins*. Ce roman met en scène ces créatures espiègles.

2. Pour cette partie, nous faisons référence à l'ouvrage *Le jour où mon robot m'aimera* de Serge Tisseron, *op. cit.*

3. Serge Tisseron, « Les robots resteront toujours connectés à leurs fabricants », *Le Monde Hors-Série, Dans la tête des robots. Intelligence artificielle et robotique*, mars-mai 2018, p. 86-87.

4. Manuel d'utilisation « Intelligent System Co., Ltd » (2014). Manuel d'utilisation du robot PARO. V9-14EU. Conditions générales de vente 2015 robot PARO, p. 14.

5. Michael A. Arbib & Jean-Marc Fellous « Emotions: from brain to robot », *Cognitive Sciences*, vol. 8, n° 12, décembre 2004, p. 554-561, `https://snl.salk.edu/~fellous/pubs/ArbibFellousTICS2004.pdf`.

6. Ritta Baddoura, 2016, *op. cit.*

X.
PARO, annonces-tu la fin de mon travail ?

De nombreux articles parus notamment dans la presse écrite généraliste s'interrogent : « *Les robots signent-ils la fin du travail des humains ?*[1] », « *La robotisation nous transforme en fossoyeurs involontaires du salariat*[2] ». « *Les robots menacent-ils les emplois ?*[3] » Assistons-nous à une complémentarité comme le pense Éric Sadin, ou plus exactement, à de nouveaux partenariats entre humains et machines ?

Robots : vers la fin du travail ?

Dans un rapport publié en janvier 2017[4], le Conseil d'orientation pour l'emploi (COE), placé sous l'autorité de Matignon, estime que moins de 10 % des emplois en France sont exposés à un danger venant des nouvelles technologies. Ce conseil affirme que « *seule une faible part des emplois a un indice d'automatisation élevé* ». Ces 10 % représentent 1,49 million d'emplois et les personnes les plus touchées sont les agents d'entretien, les ouvriers (qualifiés ou non), les aides à domicile et les cuisiniers. Il estime que « *l'hypothèse d'une destruction massive d'emplois est loin d'être avérée* » et ajoute que « *50 % de la nature des emplois vont muter sous l'influence de l'intelligence artificielle. [...] Certaines tâches vont disparaître, mais pas les métiers qui vont avec. Un emploi sur deux serait donc transformé par ces technologies. La formation serait l'alternative aux nouvelles technologies* ».

En 2013, deux chercheurs de la Oxford Martin School, Carl Benedikt Frey et Michael Osborne, avaient fait sensation en estimant que « *47 % du total des emplois aux États-Unis présentaient de grands risques de devenir automatisables, peut-être à une échéance d'une décennie ou deux*[5] ». Cependant, en 2016, une étude, menée par l'Organisation de coopération et de développement économiques (OCDE) annonce que « *seulement 9 % seront automatisables en moyenne dans les 21 pays de l'OCDE. La menace générée par les avancées technologiques semble donc bien moindre que celle estimée jusqu'à présent*[6] ». Cette étude montre que « *le risque d'automatisation atteint 40 % pour les travailleurs les moins instruits (niveau inférieur au second cycle du secondaire, c'est-à-dire niveau troisième en France) et, il est inférieur à 5 % pour les diplômés de l'université. L'OCDE note également des disparités entre pays : à peine 6 % des emplois sont automatisables en Finlande, Estonie ou Corée, contre 12 % en Autriche, Allemagne et Espagne. Quant à la France, elle se situe dans la moyenne (9 %).* »

Il est difficile de répondre à la question mais l'emploi industriel, par exemple, diminue (et va certainement continuer à diminuer) et fera appel à un niveau de qualification plus élevé. Le robot participe – et participera – à la transformation et à la disparition de certains métiers. C'est bien le mode d'organisation de nos sociétés qui est interrogé. Jacques-François Marchandise[7] insiste sur ce point : «*Il faut arrêter de penser la robotique en termes de substitution et au contraire mettre en place de nouvelles manières de faire permettant à l'homme une nouvelle gestion plus "humaine", si on peut dire, du temps, gestion qui implique une redéfinition profonde de ce qu'est le "travail", terme aujourd'hui trop souvent confondu avec sa valeur marchande qu'est l'emploi.*»

Michel Lallement, professeur de sociologie au Conservatoire national des arts et des métiers (CNAM), explique dans *L'Âge du faire* comment l'homme réinvente ses espaces de travail. Pour lui, le contact avec la machine entraîne une volonté de «faire», c'est-à-dire de maîtriser cet outil et d'être actif dans sa relation avec les systèmes robotisés, ou plus largement numériques. L'homme n'est pas passif avec une machine et cette implication dite personnelle lui permet d'avoir le sentiment de donner du sens à ce qu'il fait, voire d'être en reconquête du sens donné au travail.

La diffusion de la robotisation du travail a et aura certainement des effets différents sur l'emploi selon la composition sectorielle et le type de travailleurs de la zone d'emploi considérée. Elle n'aura pas non plus les mêmes effets dans tous les pays. En juillet 2018, Alexandra Channer, analyste pour le groupe Verisk Maplecroft, publie une étude sur les conséquences de l'automatisation du travail en Asie du Sud-Est qui entraînera «*une augmentation des risques d'esclavage et de trafic à travers l'Asie du Sud-Est, une région déjà très exposée à ce genre d'abus*». *The Guardian* souligne également que les femmes souffriront davantage que les hommes de cette automatisation[8].

Ce nouvel écosystème numérique va réinventer le travail voire l'emploi. C'est un changement systémique. La machine va apprendre des choses au contact de l'homme et elle ne sera plus exactement la même chose qu'à la sortie du magasin. Le robot va évoluer, et plus exactement, co-évoluer au contact de l'homme.

Malaise dans les établissements de santé

Depuis les dernières décennies, on prend conscience que le mal-être au travail (stress, dépression, *burn-out*...) n'est pas seulement un accident lié à la personnalité des agents mais dépend de la qualité des relations (conflits, mépris, harcèlement) et des structures de l'organisation (*lean management*). La fonction publique hospitalière n'est pas à l'abri de ces risques psychosociaux.

Dans *Hôpitaux en détresse, patients en danger* (2018), Philippe Halimi et Christian Marescaux illustrent ce mal-être à l'aide de nombreux témoignages. Ils veulent démontrer les effets dévastateurs, pour le personnel et pour les patients, d'un système qui contraint les équipes hospitalières à soigner (trop) vite par souci de rentabilité et d'économie.

La prévention des risques psychosociaux (RPS) à l'hôpital est désormais un enjeu stratégique. Au-delà de l'obligation légale d'évaluation et de prévention, c'est un levier d'action et une réelle opportunité d'amélioration pour le personnel soignant afin de redonner du sens à son travail. Peu de soignants osent s'exprimer ou se confier à un collègue de peur que leur souffrance remonte à un supérieur hiérarchique.

Éric Galam montre que cet épuisement professionnel est à la fois nocif pour les soignants et pour les soignés. En se référant au travail de la sociologue canadienne Jean Wallace, il montre que le bien-être du personnel soignant est peut-être la condition à la qualité des soins. « *Mais le burn-out reste trop souvent réduit, actuellement, à la seule notion d'épuisement physique. On le voit avant tout comme une immense fatigue face à la surcharge de travail, en oubliant ses dimensions émotionnelle et relationnelle. Ces dernières sont pourtant celles qui donnent valeur et sens à l'activité professionnelle, en particulier chez les soignants. Car l'exercice de la médecine clinique ne se conçoit pas sans humanité, sans désir d'aider le patient, donc sans une implication émotionnelle plus ou moins facile à doser*[9]. » Les robots dits sociaux seront-ils un élément complémentaire permettant de travailler à ce bien-être pour le personnel soignant ?

Pour le moment, les robots sont des assistants pour les êtres humains. Ils peuvent dans certains cas alléger leur travail mais ne se substituent pas à leurs tâches. Il faut apprendre à vivre avec et comprendre qu'ils sont d'utiles compagnons du quotidien à domicile ou dans des institutions gériatriques. Il faut dès à présent gérer cette nouvelle relation homme-machine et l'utiliser avec précaution et discernement.

PARO, l'émergence d'un nouveau modèle professionnel

L'introduction du PARO et son usage récent dans les deux unités de soins qui sont au cœur de notre étude vont à la fois de soi (il est intégré au service et à leur pratique) et questionne la pratique soignante. Je note des interrogations, des craintes, des peurs et souvent de la confusion et de l'hésitation lors de la présentation du robot aux patients.

La neuropsychologue possède des connaissances approfondies sur l'usage du PARO qui paraissent plus réfléchies et plus fréquentes. Les critiques émises concernent essentiellement le regret de ne pas avoir assez de temps pour se l'approprier, l'aspect technique (bouton *on/off* situé dans l'anus du phoque), l'aspect pécuniaire (coût élevé) et l'aspect entretien de l'objet (durée du brossage, saleté). PARO est aussi vécu comme une source de préoccupation pour le personnel soignant qui se retrouve sans formation et protocole préalables pour présenter et amener PARO aux patients. Les interrogations sont multiples :

« Il faut l'accompagner : quelle limite met-on ? »

« Que faire ? Comment ? Quels sont les objectifs ? »

« Il y a trop d'interrogations pour le moment. »

« Un détail, pour l'allumer / l'éteindre, il faut mettre un doigt dans l'anus. Ça me gêne ! »

« Je n'ai pas de craintes puisqu'il fait partie des thérapies douces. »

« C'est un robot, ça fait du bien. Mais, j'ai l'air d'un con ! »

« Certains patients disent : c'est un faux, vous me prenez pour qui ? »

« Certains pensent qu'on les infantilise. J'ai peur de les infantiliser surtout devant leurs familles »

« J'aurais besoin d'un mode d'emploi ou d'une formation. »

« Il faut de l'empathie. Est-ce qu'un robot peut le faire ? Il ne peut pas aimer le patient ? Personne âgée, perte de sensation d'humanité, les fonctions se dégradent. Quel sens ça peut prendre chez les patients ? »

Néanmoins, l'usage du PARO contribue à une amélioration des conditions de travail des personnels soignants en renforçant notamment leur philosophie (des services à la carte où le respect du patient est primordial). Il fait partie de leurs tâches quotidiennes avec des fréquences d'usage irrégulières :

« Il n'y pas de changement radical puisqu'il fait partie intégrante des thérapies non médicamenteuses. »

« C'est un outil supplémentaire pour nos services, comme la salle Snoezelen »

« Il demande du temps et ce n'est pas un temps inutile. Mais on ne dégage pas de temps pour autre chose »

Un article paru dans la *Revue de l'infirmière* écrit et dirigé par la cadre supérieure de santé explique que PARO est proposé par une aide-soignante[10] et est intégré au service en février 2016 à l'Ehpad du Centre hospitalier du Mans. Le personnel soignant le découvre en même temps que les patients. Les animateurs, les aides-soignantes, l'aide médico-psychologique, l'agent de service hospitalier, l'infirmière, le cadre de santé utilisent PARO. Ils constatent des effets positifs non seulement pour les patients mais aussi sur le travail des soignants. Elle observe que PARO ouvre de nouvelles perspectives de prise en charge non médicamenteuse. Le cadre de santé a commencé une recherche paramédicale pour étudier les bénéfices de cette thérapie assistée par robot pour limiter les risques psychosociaux.

À Valognes, une aide médico-psychologique m'a expliqué qu'elle utilisait PARO quand elle ne se sentait pas bien. Lors du décès d'une patiente, elle s'est enfermée dans une petite pièce en serrant PARO et en se confiant à lui. Cette séance – ou ce moment – avec ce robot dit social a été, selon ses mots, «*très réconfortant, c'est une consolation*». D'autres soignants m'indiquent qu'il est une source d'apaisement et de recul sur soi, c'est une bouffée d'oxygène.

Dans un contexte social et économique marqué par de multiples difficultés (réformes, restrictions budgétaires, nouvelles méthodes de gestion, *turn-over*, précarité, intensification du travail, locaux délabrés, tarification à l'acte, fermeture de services, restructurations, taux élevé d'absences, suicides, risques psychosociaux, grèves, fermeture de lits, déficit budgétaire, baisse des aides de l'État, urgences gorgées), la qualité de vie au travail est devenue primordiale dans les établissements de santé.

Les thérapies non médicamenteuses se basent notamment sur une qualité de vie au travail, et qualité des soins, associés à un management participatif (prendre en compte les expériences, les compétences et les connaissances du personnel soignant), des réunions et une mise en discussion régulière des conditions d'exercice et des expérimentations.

Une question : la robot thérapie sera-t-elle un remède efficace au mal-être du personnel médical et soignant? J'en doute. C'est une première piste, certainement. La pratique raisonnée de ce robot dit social comme de toute technologie suppose un travail d'appropriation collectif, c'est-à-dire une formation appropriée. Ce sera un coût pour les hôpitaux et autres institutions du monde de la santé.

« C'est déjà ça », pour reprendre un air d'Alain Souchon : c'est déjà ça pour l'accompagnant, pour le soignant ou le malade, c'est un plus. Pour la personne extérieure, cela apparaît comme dérisoire. Mais on voit au quotidien avec cette maladie, ou à côté de cette maladie, que ce que représente PARO est primordial voire capital dans une journée. On retrouve un peu d'humanité : « *on s'humanise à nouveau* » selon les mots d'une soignante.

De la nécessité d'un groupe de parole

Face aux interrogations et à la demande du personnel, la neuropsychologue propose un groupe de parole pour PARO. Le groupe comporte dix personnes. La neuropsychologue encadre, lance le sujet, partage son expérience et incite la prise de parole. Je note et classe en ordre de priorité les sujets abordés : entretien du PARO, présentation du PARO, gestion du temps auprès du patient, protocole pour stopper les séances et assurance en cas d'accident :

« *Il devient poisseux.* »

« *Il sent mauvais.* »

« *Ce toucher rectal me dérange pour l'allumer et l'éteindre. J'ai vérifié sur le web, ce n'est pas l'anus du phoque.* »

« *C'est un outil trop technique pour moi.* »

« *J'ai peur d'être assommé par PARO. Il est trop lourd. C'est une contrainte.* »

À chaque fois, la neuropsychologue essaie de répondre aux interrogations et aux doutes en se référant au gériatre ou, le plus souvent, à sa propre expérience : « *Il faut le faire comme vous le sentez* », « *Il ne faut pas s'en priver* », « *On s'assoit avec lui et puis voilà* », « *C'est un compagnon* », « *Ça vous rassure ?* ».

Début juillet 2016, la neuropsychologue m'explique par courriel que : « *Suite au groupe de travail les questions répéti-*

tives ne reviennent plus, les soignants ont moins d'interrogations. Ils osent davantage le laisser au patient, la crainte de l'abîmer est moins présente. »

Il apparaît aussi comme un indicateur temporel et informationnel qui permet de mieux connaître les patients. Cet usage à visée thérapeutique ne cherche pas à remplacer les techniques traditionnelles, mais cherche à mettre en place des ressources additionnelles :

« *J'utilise le bon sens de mon expérience professionnelle.* »

« *Quand on l'utilise à l'instant T, il détourne l'attention du patient.* »

« PARO, *ça nous réconforte, ça nous apaise.* »

« *C'est un indicateur, il nous aide à mieux connaître les patients.* »

« *Je l'utilise en fonction du contexte émotionnel du patient.* »

« *Il est attachant. On voit que c'est un robot et on voit les effets positifs sur certains patients.* »

J'assiste en mars 2017 à une réunion ayant le même objectif sur l'usage du PARO à l'hôpital Brousse à Villejuif. Voici l'invitation :

« *M. Maizières et Mme Rambour (société Inno3Med) viendront le mardi 28 mars 2017 à Paul Brousse afin d'échanger au sujet du robot* PARO. *[...] À la suite de cette journée et après quelques essais, nous pourrons établir nos propres règles d'utilisation du* PARO, *qui nous apparaissent les plus adaptées à nos équipes et nos patients.* »

La réunion commence par un rappel du contexte et des bénéfices du PARO : « *On a d'abord organisé de petits ateliers de cinq à six personnes autour du* PARO *et on a comparé cette activité avec des ateliers plus classiques de jeu de bingo ou de ballon. On a constaté un effet plutôt positif avec une amélioration au niveau du langage et des interactions avec les autres.* »

« PARO *favorisait les échanges et incitait les personnes à parler entre elles des animaux de compagnie qu'elles avaient eus par le passé.* »

« Et, là encore, l'effet a semblé plutôt positif avec une diminution de l'anxiété et de certains troubles du comportement. »

Une psychologue-référente du PARO intervient : *« Depuis 2014, on a utilisé PARO environ 16 fois. »*

Une autre psychologue poursuit :« *PARO ne marche pas tout le temps auprès des patients.* »

Le gériatre rappelle :« *Il fait partie des transmissions ciblées.* »

Cependant, plusieurs personnes insistent sur les difficultés de déplacer PARO d'un bâtiment à un autre :

« Ce qui bloque, c'est qu'il se trouve dans un bureau. »

« C'est dans un autre bâtiment pour nous. C'est une perte de temps. »

« On n'a pas le temps d'aller le chercher. On prend un chariot mais c'est plus difficile avec les pavés ! »

La psychologue-référente indique :

« L'équipe de nuit l'utilise mais elle n'a pas été formée. »

Gériatres et psychologues rappellent le contexte de l'hôpital :

« On ne peut pas tout faire. Il faut du personnel motivé ! »

« Ici, c'est un PARO pour 560 patients ! »

« Nous sommes en sous-effectif. Ça complique son usage ! »

« On attend avant d'en acheter un second ? »

« J'étais contre au début. Mais, j'ai été agréablement surprise : les patients sont venus vers nous avec PARO dans les bras. C'est un vrai succès ! »

« On constate l'impact du PARO, plus sur la prise en charge des patients. »

« Ça commence doucement avec PARO ! »

« Il faut des personnels référents. Il faut que cela fasse comme une tache d'huile. »

Gériatres et psychologues rappellent les effets du PARO :

« Vous pouvez consulter les études montrant les effets thérapeutiques du PARO »

« C'est une alternative à la médication dans certains cas. »

« PARO peut être aussi efficace qu'un animal, comme notre chat noir ! »

Les membres de l'équipe proposent diverses solutions :

« Il faut mettre en place une grille d'évaluation pour utiliser PARO »

« Nous sommes en train de nous interroger et réorganiser l'usage du PARO. »

« Il faut l'étendre à l'animation. Il faut l'utiliser d'une autre façon. »

« Il faut réfléchir ensemble : animation ou thérapie ? »

« Il faut imaginer PARO dans la qualité de soin. »

« Il faut instaurer un planning. »

Une psychologue explique ceci :

« J'ai constaté une décompensation possible. Une patiente a perdu un bébé. PARO lui rappelle cet épisode de sa vie, elle en fait des cauchemars. Et maintenant nous lui donnons des médicaments pour la calmer. »

Ce groupe de parole ou un échange régulier avec l'équipe soignante me paraît indispensable dans l'usage au quotidien du PARO.

Un an après ?

Je suis retournée dans cet hôpital en juin 2017 pour présenter les résultats de ma recherche et faire un point avec l'équipe :

« Nous sommes en train de réaliser un projet d'établissement autour du PARO. Il fait toujours partie du classeur de thérapies non médicamenteuses. Le protocole de nettoyage a diminué. »

L'introduction du PARO n'a pas réellement modifié leurs conditions de travail :

« Sur notre travail, il n'a pas changé grand-chose. Il arrive dans un service neuf, il arrive en même temps que nous. Il fait partie prenante de notre service. »

« On l'utilise plus et on en parle plus quand vous êtes là. »

Le bilan est toujours positif et demande du temps :

« On note toujours des interactions positives entre PARO *et certains patients. »*

« Les séances sont en générales positives. C'est très satisfaisant. Il enlève un poids, c'est une façon d'avoir des adhésions aux soins. Ça contribue à la satisfaction du soignant comme les autres thérapies non médicamenteuses. »

« Parfois, ça nous amuse. »

« Il faut être avec, on l'accompagne, il faut que le personnel soignant soit là ! »

Cependant, son usage s'est réduit à la suite de deux incidents :

« PARO *a eu un souci. La queue et la tête sont un peu endommagées. Quand on l'utilise, il craque. Ce bruit perturbe les patients. C'est une patiente agitée qui l'a jeté. »*

« Il était en quarantaine : 40 jours dans un sac plastique à cause de la gale ! »

« On l'utilise en fonction des saisons. L'été, on l'utilise moins : les patients vont plus dans le jardin thérapeutique. »

« On le laisse davantage de côté. Ce n'est pas instinctif, il est dans sa réserve. Je pense qu'il est sous-utilisé ces temps-ci. »

« L'usage ? Ça dépend du patient et de l'interaction. »

L'objet de cette recherche repose sur un constat sociétal qui prend de plus en plus d'ampleur : la difficulté de la prise en charge de la sénescence. Outre ce nouveau défi sociétal, nous observons l'émergence d'une modification des pratiques professionnelles au sein des institutions gériatriques avec l'arrivée de la thérapie assistée par robot. L'usage de cette thérapie non médicamenteuse doit être perçu comme un outil complémentaire au travail du personnel.

Notes

1. Carl Benedikt Frey & Michael A. Osborne, « The Future of Employment: How susceptible are jobs to computerisation? », Oxford Martin School, Oxford University, septembre 2013, https://www.oxfordmartin.ox.ac.uk/downloads/academic/future-of-employment.pdf.

2. Ariel Kyrou, «La robotisation nous transforme en fossoyeurs involontaires du salariat», *Usbek & Rica*, avril 2017, https://usbeketrica.com/article/la-robotisation-nous-transforme-en-fossoyeurs-involontaires-du-salariat.

3. Julien Baldacchino, «Les robots menacent-ils vraiment votre emploi?», *France Inter*, janvier 2017, https://www.franceinter.fr/societe/les-robots-menacent-ils-vraiment-votre-emploi.

4. *Rapport du Conseil d'orientation pour l'emploi*, Conseil d'orientation pour l'emploi, https://www.strategie.gouv.fr/sites/strategie.gouv.fr/files/atoms/files/coe-synthese-tome_3-automatisation-numerisation-emploi-decembre-2017.pdf.

5. Carl Benedikt Frey & Michael A. Osborne, *op. cit.*

6. Benoît Georges, «Pour l'OCDE, la robotisation ne menace "que" 9% des emplois», *Les Échos*, mai 2016, https://www.lesechos.fr/2016/05/pour-locde-la-robotisation-ne-menace-que-9-des-emplois-209226.

7. Jacques-François Marchandise, directeur de la Fing (Fondation internet nouvelle génération) souligne : «*Pendant les Trente Glorieuses, la période de croissance et de plein emploi permet une reconversion dans le milieu tertiaire généralement assez rapide. Le problème se complique lorsque les robots ont la capacité technique de prendre part à l'économie de services, qui plus est dans une période de sous-emploi. Les limites de l'intelligence artificielle étant sans cesse repoussées, quelle conversion pour ces nouveaux chômeurs dits "technologiques"? Pour nos quatre intervenants cette évolution est l'occasion de repenser les fondements du "travail"*», *Les Mardis des Bernardins*, *«L'homme et le robot au travail, quelle relation inventer?»*, *France Culture*, octobre 2015, https://www.franceculture.fr/conferences/college-des-bernardins/lhomme-et-le-robot-au-travail-quelle-relation-inventer-les-mardis.

8. Camille Jourdan, «Les robots contribueront à une hausse de l'esclavage et des violations des droits du travail», *Slate FR*, juillet 2018, http://www.slate.fr/story/164615/robots-hausse-esclavage-violations-droits-travail.

9. Eric Galam, « Ehpad, hôpital : prendre soin de ceux qui nous soignent… et puis quoi encore », *The Conversation France*, mars 2017, https://theconversation.com/ehpad-hopital-prendre-soin-de-ceux-qui-nous-soignent-et-puis-quoi-encore-74653.
10. Agnès Bonnain *et al.*, « Améliorer la qualité de vie des résidents », *Revue de l'infirmière*, n° 227, 2017, p. 25-26.

Conclusion

Les technologies telles que PARO ne remplaceront pas le personnel, mais elles constituent et constitueront des moyens d'assistance complémentaires au travail des soignants, et doivent être considérées comme tels. Ces dispositifs ne peuvent être acceptés que s'ils permettent d'offrir une meilleure qualité des soins ou des avantages concrets dans le travail des soignants au quotidien, notamment en les soulageant de tâches physiquement difficiles. Comme le rappelle une aide médico-psychologique : « *Par rapport aux humains, le robot à l'avantage d'être disponible à tout moment, même la nuit, lorsqu'il y a moins de personnel disponible. Et par rapport à un vrai animal,* PARO *ne pose pas de problèmes d'allergies ou de dangers de griffures.* »

Les thérapies non médicamenteuses, en particulier celles comprenant des robots dits sociaux, semblent offrir des perspectives prometteuses pour la prise en charge des démences, permettant l'amélioration de l'état émotionnel des patients. La réactivité des patients à la compagnie du PARO semble préservée jusqu'à des stades très avancés de la maladie, offrant ainsi un support de communication et une voie d'accès aux besoins de la personne et au maintien de sa dignité. L'usage de la thérapie assistée par robot dans la prise en charge de ces patients semble intéressante, d'autant plus qu'elle offre de nombreux avantages, tant au niveau social que médical et économique. Devant l'efficacité contestée de l'approche pharmacologique dans la prise en charge de la maladie d'Alzheimer, le développement de thérapies non médicamenteuses complémentaires est nécessaire. Malgré des limites méthodologiques, les études suggèrent que ces thérapies peuvent avoir un impact positif sur les troubles cognitifs et comportementaux des patients.

Les effets de la thérapie assistée par robot peuvent également se ressentir du côté du personnel soignant, notamment la diminution de l'épuisement professionnel. Il s'agit là d'une perspective de recherche prometteuse, l'épuisement professionnel étant fréquent chez les soignants travaillant dans les structures gériatriques. Des études contrôlées et rigoureuses dans ce domaine pourraient permettre d'apporter des arguments objectifs en faveur des bienfaits secondaires de la thérapie assistée par robot à l'échelle de l'équipe soignante.

Le soignant peut s'approprier cet outil facilement et en faire un usage adapté aux besoins des patients en l'inscrivant dans un projet thérapeutique global. Il faut repenser le cadre et les enjeux éthiques de la robotique sociale en gériatrie. Les résultats positifs obtenus auprès des patients atteints du trouble autistique ou de la MA convergent vers un usage à visée thérapeutique des robots dits sociaux. L'interaction de ces robots contribue à une amélioration des troubles de la communication, de l'interaction sociale, du comportement et de l'humeur. Mon étude montre qu'il existe réellement une interaction homme / robot, et le robot change de comportement pour s'adapter au malade. Pour que cette interaction se mette réellement en place, il faut du personnel et des interlocuteurs, que ce soit à la maison, à l'hôpital ou en Ehpad. Pour ma part, il me semble que l'approche de la relation robot / personne âgée est plus facile en institution qu'en direct avec le consommateur âgé à domicile (plus vulnérable, moins accompagné).

Pour les soignants également, PARO amène de la joie, de l'amusement dans des services où le quotidien du travail est rendu difficile par la souffrance psychique et physique et les décès fréquents. Pour diminuer les risques psychosociaux et pour des raisons économiques, les établissements font de plus en plus appel aux innovations technologiques. Les besoins en soin sont de plus en plus grands, malgré un allongement de l'espérance de vie en bonne santé. L'augmentation de la population âgée de 80 ans et plus, subissant les effets du vieillissement physiologique non pathologique, est marquante.

Il s'agit de redonner un sens cohérent aux actes des patients, d'accepter de vivre au jour le jour, de redonner de l'importance aux choses simples (un sourire) et, de réévaluer l'accompagnement. La notion de plaisir est fondamentale dans le soin : prendre plaisir à soigner, se contenter d'un simple regard, d'un sourire renvoyé par la personne. Soigner n'est pas seulement une technique, il faut se concentrer sur le soin réalisé et la place de la relation soignant / robot / soigné. Il est nécessaire de rédiger un guide de bonnes pratiques professionnelles ou une charte plus collective sur les robots dits sociaux en institutions gériatriques.

Mais une question persiste : est-ce que l'hôpital, avec ces nouvelles formes de management, pourra-t-il être prêt ? La rentabilité et le *lean management* tant dénoncés sont-ils compatibles avec les thérapies non médicamenteuses assistées par un robot dit social ? Les personnels auront-ils le temps de s'approprier, d'utiliser et d'accompagner ces robots ? Accepter cette relation particulière, c'est aussi redonner aux soins une humanité. Il faut apprendre à regarder le patient (congruence, accordance) et faire évoluer les pratiques soignantes, ce qui rejoint les propos de la philosophe Cynthia Fleury :

« *La technologie ne rend pas le soin plus facile. Avant de procurer un sentiment de confort et de confiance, tout usage d'une nouvelle technologie suppose une lente appropriation. Il faut acquérir de nouvelles compétences, donc se former de façon formelle ou informelle. Cela prend du temps et coûte de l'argent. Impossible de s'approprier une technique sans un accompagnement, donc la plupart du temps sans une ligne budgétaire dédiée, partie de l'écosystème du soin, de façon progressive à l'idéal pour permettre cette appropriation dont je parlais. Mais l'on peut transformer cette contrainte en opportunité, et en profiter pour revoir en profondeur l'organisation de l'institution concernée, dans un sens plus humain justement*[1]*...* »

Dans un autre article, elle insiste sur ce point :

« *Attention, je ne dis pas que les robots doivent se substituer à l'humain. Penser ainsi leur rôle reviendrait à condamner à l'échec leur arrivée dans les services. Il faut concevoir l'utilisation du robot en complément des équipes soignantes, uniquement pour répondre à des besoins beaucoup plus compliqués à satisfaire sans lui. L'idée, là encore, est d'utiliser au mieux les qualités propres de la machine : d'une part son côté désinhibant pour certaines populations fragiles, en particulier les personnes atteintes d'autisme; d'autre part sa capacité à répéter des mêmes activités très longtemps sans jamais se fatiguer ou montrer de l'irritation*[2]. »

PARO est un cothérapeute, il est complémentaire dans le travail des soignants et ne pourra pas prendre leur place. Il est souhaitable que les soignants restent toujours présents et que les robots soient des « cobots », c'est-à-dire des partenaires de soin[3]. Ce qui n'est pas assuré puisque des restrictions budgétaires pourraient inciter les administrations à réduire le nombre de soignant·es et d'aides-soignant·es sous prétexte que la participation des robots à leurs tâches diminuerait leur charge de travail.

Travailler ou co-travailler avec des robots dont les compétences évolueront constamment nécessite que les soignant·es et aides-soignant·es soient, eux aussi, capables d'ajustements permanents, pour s'adapter au rythme des technologies. La formation tout au long de la vie est l'un des principaux défis que le XXIe siècle doit relever dans tous les domaines.

Bien entendu, en tant que cothérapeute, le robot dit social soulève en règle générale des interrogations sociétales, légales et éthiques induites notamment par le stockage et l'exploitation algorithmique potentielle de données personnelles collectées au sein de la sphère privée. Il nécessite de s'interroger sur la traçabilité numérique des données issues des interactions entre les différents membres de la famille. Pour le vendeur de robot domestique, le client n'est pas l'acheteur d'une machine comme une autre. L'expérience relationnelle client/robot est productrice de traces numériques qui constituent de gigantesques opportunités de valorisation. Enfin, comment s'assurer que la masse de données personnelles recueillies par ces robots de compagnie ne soit pas utilisée dans un but de contrôle politique? Comment garantir la protection des données privées? Et la capture des données dans un but thérapeutique : que vont devenir ces données? Seront-elles partagées? Utiles seulement aux soignants? Ou vendues à des tiers? Autant de questions que nous ne pourrons éviter dans l'avenir et qu'il convient de poser dès maintenant.

Les robots dits sociaux brouillent les frontières entre l'humain et la technologie, en soulevant des interrogations fondamentales quant à la responsabilité, à la capacité d'action et au statut moral des robots. La robotique – et surtout la robotique dite sociale – adaptée pour la santé s'accompagnera d'une multiplicité d'usages qui pourront remettre en question les normes juridiques et provoquer des questionnements moraux ou éthiques. Communication, compréhension, éducation et pédagogie sont les maîtres-mots de cette éthique de la robotique dite sociale : nous devons définir tous ensemble la fonction d'un robot dit social et savoir l'utiliser pour bien vivre cette prochaine «*co-évolution humain-robot*[4]».

La relation que nous allons nouer avec ces machines est en effet appelée à devenir centrale dans la mesure où nous interagirons avec elles comme avec des humains. Seulement, nous ne pourrons pas leur donner les mêmes droits moraux et les mêmes responsabilités qu'à des humains. Il ne faut pas donner de responsabilité juridique aux robots! Je pense que c'est (et ce serait) une grave erreur. C'est aussi une perte de temps, on se focalise sur un problème qui ne devrait pas être face à d'autres problèmes plus importants à gérer dès maintenant. Souhaitez-vous donner des droits à votre *smartphone* ? Question étrange, n'est-ce pas? Pourquoi souhaiteriez-vous donner des droits et une personnalité juridique à un robot? Parce qu'il vous ressemble, ressemble à un animal domestique? Ou parce qu'il peut vous faire croire qu'il vous aime? Rappelez-vous : ce n'est qu'une machine ou, plus exactement, un robot ou «robjet»! Il faut juste, comme le souligne si bien Rodolphe Gelin, établir un contrat de confiance avec les fabricants et les diffuseurs de ces robots. Serge Tisseron souligne : «*Il faut mettre en avant les droits des humains face aux robots, plutôt que les droits des robots face aux humains*[5].»

L'interaction sociale humain/robot pose la question cruciale de la confiance, tout particulièrement pour les robots assistants et pour le travail en équipe humain-robot. Pour que l'interaction soit viable et productive, il est nécessaire que les usagers vulnérables (ou non) puissent avoir confiance dans les robots avec lesquels ils entrent en contact. Il ne faut pas subir, il faut vivre et cohabiter avec ces robots dits sociaux, être un consom'acteur vigilant, responsable, éclairé, autonome, critique, attentif, formé et informé. Un débat collectif doit avoir lieu, c'est indispensable. Nous devons être formés et informés par des structures non dépendantes de l'État, des fabricants de robots ou des GAFAM.

Louis Dubertret, professeur agrégé de médecine, spécialiste de dermatologie et de biologie cutanée, le souligne :

«*Face à nous ce sont des objets et non des sujets. On ne se substitue pas à une relation interpersonnelle. Pour respecter les valeurs de liberté, d'égalité et de solidarité, le robot doit demeurer un outil, être reconnu comme tel et rester contrôlé par l'homme à deux niveaux : il doit être soumis à l'autorité de celui qui le dirige et à l'acceptation de celui qui en bénéficie. Comme chaque outil, le robot doit également s'inscrire dans une relation humaine, interpersonnelle ou avec soi-même. Il a pour fonction de rendre cette relation (physique ou psychologique) plus efficace, plus agréable, plus épanouissante, sans jamais s'y substituer, ce qui serait une tromperie. Cette tromperie est d'autant plus insidieuse – et troublante, du point de vue de l'humain – que l'on a affaire à des robots humanoïdes complexes et interactifs. Dans le domaine de la santé, ce principe de vigilance doit, pour chaque situation, conduire à la création d'une structure d'évaluation permettant d'objectiver les services rendus et de dépister les mauvais usages ou les effets secondaires inattendus (chez ceux qui les contrôlent comme chez ceux qui en bénéficient)*[6]. »

Par ailleurs, les robots dits sociaux et affectifs soulèvent de nombreuses questions éthiques, juridiques et sociales. Qui est responsable en cas d'accident : le fabricant, l'acheteur, le thérapeute, l'utilisateur ? Comment réguler leur fonctionnement ? Comment préserver notre intimité, nos données personnelles ? Que veulent-ils vraiment : un robot à stimulation cognitive ou une simple présence rassurante ? Souhaitons-nous accueillir des robots dits « humanisants » ou des robots marchands récoltant à notre insu nos données personnelles (comme les robots-aspirateurs) ? Seront-ils de simples et banals outils de notre société de consommation au service des fabricants de robots et des GAFAM ?

L'Institut pour l'Étude des Relations Homme-Robots (IERHR), créé en 2013 par Serge Tisseron et Frédéric Tordo, a pour objet l'étude des relations de l'homme aux divers types de robots (androïde, robot industriel, robot médical...) ainsi que les questions autour de l'homme augmenté, de l'hybridation numérique et robotique, du « transhumain » et du « posthumain ». L'IERHR se préoccupe de ces nombreuses questions soulevées par le développement de la robotique dans les institutions spécialisées et à terme dans l'ensemble de la société. La relation que nous allons nouer avec ces machines est en effet appelée à devenir centrale puisque nous interagirons avec elles comme avec des humains, tout en sachant que nous ne pourrons pas leur donner les mêmes droits moraux et les mêmes responsabilités.

La charte éthique de l'IERHR découlant des travaux de recherche de ses membres actifs (Ritta Baddoura, Marie-Noëlle Clément, Olivier Duris, Frédéric Tordo, Serge Tisseron et moi-même) comporte cinq points :

– Le respect de la liberté de chacun : en imposant que l'accord sur les conditions d'utilisation d'un robot soit signé par l'usager lui-même, et pas par un tiers, en particulier dans les institutions soignantes; en faisant en sorte que chacun puisse déplacer et ranger son robot selon sa volonté; qu'un dispositif visuel rappelle à quel moment chaque machine collecte et transmet les données personnelles de son utilisateur; et que celui-ci ait facilement accès à l'interrupteur permettant de le déconnecter.

– La transparence des algorithmes : en exigeant que l'utilisateur soit informé des objectifs des programmes qui commandent l'intelligence artificielle (IA) ou le robot auquel il a affaire, et de l'utilisation de ses données personnelles.

– L'autonomie de l'usager : en encourageant le développement de programmes qui invitent les usagers à entrer en contact entre eux et favorisent la socialisation, et en s'opposant aux programmes susceptibles d'encourager l'isolement social et la « robot-dépendance ».

– La dignité : en préconisant qu'une intelligence artificielle se présente comme telle quand on interagit avec et en interdisant les publicités qui prétendent nous vendre des robots « ayant des émotions »; en demandant qu'une partie de l'intérieur des robots soit toujours visible pour rappeler leur caractère de machine; et en veillant à ce que chaque protocole de soin donne lieu à une réflexion sur la pertinence du choix du robot pour le service attendu.

– L'égalité de tous dans l'accès aux technologies innovantes : en fournissant une couverture de santé qui fasse bénéficier l'ensemble de la population de soins de qualité, et en veillant à ce que les données recueillies sur chacun par les objets connectés n'aboutissent pas à l'élaboration de contrats « à la carte » en fonction des risques encourus.

Cette réflexion pluridisciplinaire sur les problèmes éthiques et sociaux rencontrés dans le domaine de la robotique a le mérite de relativiser et prendre du recul sur la prétendue superpuissance de l'intelligence des robots. Pour protéger les enfants, les seniors et, plus globalement, les populations vulnérables contre les dérives liées à l'usage non-encadré de ces robots, une réflexion sur la manière de doter les usagers de connaissances et compétences adaptées et évolutives est évoquée. Laurence Devillers l'indique : «*À l'aube de l'utilisation des robots dits sociaux, nous avons le temps d'anticiper leur arrivée dans la société, mais il est urgent de parler de réglementations nationales et internationales. Le développement de dispositifs dotés de fortes capacités d'apprentissage et de capacités d'interaction avec le monde physique, de manière localisée ou distribuée dans le cloud, justifierait la création d'organismes indépendants de certification et de contrôle, comme il en existe dans les domaines médicaux, de l'alimentaire ou du nucléaire*[7].»

Ces potentiels risques nécessitent une réflexion éthique. Il est nécessaire et primordial de réfléchir conjointement à un «*ensemble de mesures à la fois législatives, technologiques et éducatives*[8]», notamment pour mieux comprendre les usages des robots en thérapie. N'oublions pas, pour reprendre les mots de Laurence Devillers, qu'«*une intelligence artificielle devrait toujours avoir des parents pour contrôler les données qui la nourrissent*». Sommes-nous ou, plus exactement, serons-nous de suffisamment bons «enseignants», pour reprendre l'expression de Donald Winnicot, pour accompagner les robots. Pour compléter les propos de Boris Cyrulnik, «*il faut et faudra tout un village*», ajoutons ceci : avons-nous peur qu'ils nous ressemblent trop?

J'aimerais terminer ainsi en faisant référence au conte de *Boucles d'or et les trois ours* (Robert Southey, 1837, repris par les frères Grimm). Cette petite fille, égarée dans la forêt, trouve refuge dans une maison en entrant par une fenêtre.

Le personnage principal reste bel et bien une intruse, incapable de s'intégrer à la famille qu'elle visite par effraction. Cette intruse vient troubler l'équilibre, la structure, l'intégration du groupe familial et menace la sécurité affective et émotionnelle de ce groupe. Boucles d'or, de son côté, se trouve désemparée quand elle se demande quel est celui des trois ensembles qui lui conviendra le mieux. Dès qu'elle est dans la place, l'héroïne examine les trois séries d'objets (bols de soupe, chaises et lits) en se demandant quelle est la série qui lui conviendra le mieux. Elle les essaye dans le même ordre : d'abord les objets du père, puis ceux de la mère et enfin ceux de l'enfant, qui lui conviennent.

L'histoire de Boucles d'or illustre la signification du choix difficile que doit faire l'enfant : doit-il être comme son père, comme sa mère ou comme un enfant ? Cette assise psychologique peut faire écho à la place des robots : ne laissons pas les robots prendre leur place eux-mêmes ? Ou devenir comme Boucles d'or, des intrus ? Ne les laissons pas nous tester et prendre nos places d'humains. Il faut les guider, les programmer, les accompagner en les prenant pour des objets simulant des émotions. Ne faisons pas comme ces trois ours qui laissent seule cet enfant. Attention, ce ne sont pas des êtres humains, ce ne sont que des « robjets » !

Des robots sur le territoire d'êtres humains mal préparés ou *vice versa*, ça ne marchera pas ! Par conséquent, il est temps de se préparer à la coexistence homme / robot dans notre quotidien. Quand on parle de robots, on fait souvent référence à des êtres artificiels comme le Golem, Galatée, la créature du docteur Frankenstein, Olympia d'E.T.A Hoffmann, etc. qui sont trop souvent le dessein et la créature d'un seul homme. Or le robot ne doit pas être pensé et conçu par un seul homme ou par une seule entreprise. Aujourd'hui, pour mieux vivre la robotique de service, il est urgent de mener une réflexion commune et pluridisciplinaire.

Notes

1. Ariel Kyrou, « Pas de technologie sans appropriation : une interview vidéo de Cynthia Fleury », *Orange Digital Society Forum*, 2017, https://digital-society-forum.orange.com/fr/les-actus/1039-pas-de-technologie-sans-appropriation-une-interview-de-cynthia-fleury.

2. Solidarum, « La technologie ne rend pas le soin plus facile », *Usbek & Rica*, février 2018, https://usbeketrica.com/article/cynthia-fleury-technologie-hopital-soin.

3. Serge Tisseron & Frédéric Tordo, *Robots, de nouveaux partenaires de soins psychiques*, Érès, 2018.

4. Rapport de la COMEST sur l'éthique de la robotique, 2017, (voir https://unesdoc.unesco.org/ark:/48223/pf0000253952_fre) : « *Un degré particulièrement élevé de sensibilité aux risques et d'anticipation des dangers et mésusages possibles devrait être requis des concepteurs et des fabricants de jouets robotiques et de robots-compagnons conçus pour être utilisés à l'intérieur d'une maison sans la supervision d'un personnel qualifié (comme cela est le cas dans les crèches, les établissements éducatifs, les hôpitaux et les maisons de retraite). [...] Au niveau de la recherche universitaire individuelle sur les enjeux éthiques associés aux robots et à la robotique, une discussion animée se poursuit depuis près de deux décennies sous des étiquettes comme "l'éthique de la robotique", "l'éthique des robots" ou la "roboéthique".* »

5. Serge Tisseron, *Petit traité de cyberpsychologie*, Le Pommier, 2018, p. 140.

6. Louis Dubertret, « Conclusion » in Serge Tisseron & Frédéric Tordo, *Robots, de nouveaux partenaires de soins psychiques*, Érès, 2018, p. 181.

7. Laurence Devillers, « Robot compagnon affectif et assistant de santé : défis éthiques et sociaux », in Serge Tisseron & Frédéric Tordo, *Robots, de nouveaux partenaires de soins psychiques*, Érès, 2018, p. 167-176.

8. Laurence Devillers, *Des hommes et des robots*, Plon, 2017.

Remerciements

Ce livre est l'aboutissement de plusieurs années de recherches consacrées aux robots dits sociaux et à leur impact sur le travail du personnel soignant en unité hospitalière.

En premier lieu, je remercie Serge Tisseron pour son soutien, sa disponibilité et ses conseils scientifiques ; il m'a encouragée à entreprendre et à poursuivre ce projet. Je lui exprime ma reconnaissance pour ses généreuses et régulières contributions.

Je voudrais remercier particulièrement Marie-Line Carrion-Martinaud qui m'a guidée et accompagnée tout au long de cette recherche.

Je remercie également Olivier Duris, Frédéric Tordo, Thierry Curiale, Véronique Aubergé, et Ritta Baddoura (membres actifs de l'IERHR) pour ce travail de recherche et pour m'avoir fait bénéficier de leurs remarques si judicieuses et de leur aide si utile.

Je tiens à exprimer ma reconnaissance aux chercheurs qui m'ont apporté leur expertise sur les robots : Grégory Bonnet de l'université de Caen, et tout particulièrement Laurent Jean-Pierre de l'IUT Grand Ouest Normandie pour son aide et son soutien dans toutes les étapes de ce travail. Sa disponibilité, malgré des journées fort chargées, a permis de nombreux échanges amicaux qui se sont révélés autant d'occasions de profiter de ses conseils scientifiques et de sa large ouverture d'esprit.

Béatrice Donzelle, mon amie, pour sa relecture et conseils précieux sur la maladie d'Alzheimer.

Je tiens à remercier Cédric Maizières pour ses nombreuses réponses sur PARO.

Je suis également sensible à l'accueil des responsables et surtout du personnel des hôpitaux de Valognes et de Villejuif pour m'avoir ouvert les portes de leurs unités de soin et m'avoir offert toute liberté d'action. Je remercie tous les acteurs de ces deux services pour avoir facilité et enrichi ma recherche.

Un merci spécial à Hervé Le Crosnier pour son écoute, sa patience et sa présence.

Garance et Titouan, mes enfants, qui ont été des éléments indispensables pour mener à bien ce travail.

Pour finir, merci à Stéphane, celui qui a su et sait me réconforter, me soutenir dans une atmosphère chaleureuse, propice au développement et à l'aboutissement de ma recherche. Je lui exprime ma reconnaissance pour son aide si précieuse dans la préparation technique de ce travail (relectures, corrections).

Merci à M. Ô pour sa présence active...

Que toutes ces personnes ainsi que celles que je n'ai pas nommées reçoivent l'assurance de ma gratitude.

Colophon

Cet ouvrage de la collection **interventions** a été composé avec des logiciels et typographies libres. La mise en page est réalisée en html, css et javascript avec le framework Paged.js (`https://www.pagedmedia.org/`).

Les typographies utilisées sont Chunk Five de Meredith Mandel (`http://www.theleagueofmoveabletype.com/`), Zilla Slab de Peter Bilák & Nikola Djurek (`https://www.typotheque.com/`) et Cousine de Steve Matteson.

Il n'y a qu'une lettre qui change entre le livre et le libre et nous espérons que nos lecteurs nous pardonneront les quelques limitations typographiques rencontrées pour ce volume. Suivre cette collection, c'est suivre les progrès de cette méthode libre de mise en page de livres.

Imprimé en France par Laballery à Clamecy (58)
N° d'impression 110068
Achevé d'imprimer en novembre 2021
Dépôt légal novembre 2021
ISBN 978-2-37662-033-4
https://cfeditions.com